**Hefte
zur
Unfallheilkunde**

Beihefte zur Monatsschrift für Unfallheilkunde,
Versicherungs-, Versorgungs- und Verkehrsmedizin
Herausgegeben von Prof. Dr. Dr. h. c. H. Bürkle de la Camp

Heft 115

M. Weigert

Anregung der Knochenbildung durch elektrischen Strom

Springer-Verlag Berlin Heidelberg GmbH

Herausgeber: Prof. Dr. Dr. h.c. H. Bürkle de la Camp
7801 Ballrechten-Dottingen

Autor: Prof. Dr. M. Weigert, Orthopädische Universitätsklinik
1 Berlin 33, Clayallee 229

39 Abbildungen

ISBN 978-3-540-06511-1   ISBN 978-3-642-80794-7 (eBook)
DOI 10.1007/978-3-642-80794-7

Vorwort

Die Frage nach einer möglichen Stimulierung der Knochenneubildung
ist seit mehr als 100 Jahren Gegenstand der Forschung. Bis heute gibt
es jedoch keine Methode, die mit einiger Zuverlässigkeit geeignet wäre,
die Ausheilung eines Knochenbruches durch Anregung der Knochen-
gewebsentwicklung zu beschleunigen. Weder chemische noch physikali-
sche, diätetische oder medikamentöse, klimatische oder am neurovege-
tativen System angreifende Verfahren haben sich — trotz mancher Teil-
ergebnisse — bisher als erfolgversprechend oder aber als am Menschen
praktikabel erwiesen.

Der Autor hat die vielerorts erarbeiteten Ansätze einer Beeinflussung der
Osteogenese mit Hilfe des elektrischen Stromes aufgegriffen und durch
Systematisierung eine tierexperimentelle Grundlage geschaffen, die eine
gefahrlose Übertragung der Methodik auf den Menschen gestattet. Er
hat aber auch gezeigt, welche Wege elektrischer Therapie in diesem Zusammenhang als aussichtslos angesehen werden müssen. Ob die im Tierversuch ermittelten Parameter auch für den vitalen menschlichen
Knochen zutreffen, wird die Zukunft lehren müssen. Der Weg aber ist
mit dieser grundlegenden Arbeit gewiesen.

G. Friedebold

Danksagung

Meinem verehrten Chef, Herrn Prof. Dr. G. Friedebold (Direktor der Orthopädischen Klinik und Poliklinik der Freien Universität Berlin im Oskar-Helene-Heim), danke ich dafür, daß er mir jede Förderung zu dieser Arbeit zuteil werden ließ.

Die Tierversuche wurden teilweise in der Klinik für Tiergeburtshilfe der Freien Universität Berlin (Direktor: Prof. Dr. H. J. Heidrich) durchgeführt, mit stets hilfsbereiter Unterstützung durch Herrn Oberarzt Prof. Dr. Mülling.

Die Messung des Knochenwiderstandes und die Anfertigung der Stromeinheiten erfolgten mit Hilfe des Institutes zur Prüfung künstlicher Gliedmaßen der Technischen Universität Berlin (Leiter: Prof. Dr. U. Boenick) und hier vor allem von Herrn Dipl.-Ing. J. Müller.

Bei der Messung der Elektropotentiale wurden wir beraten durch Herrn Prof. Dr. J. Grüsser und Herrn H. Querfurt vom Physiologischen Institut der Freien Universität Berlin.

Die szintigraphischen Untersuchungen wurden am Radiologischen Institut des Klinikums Westend der Freien Universität Berlin vorgenommen (Direktor: Prof. Dr. K. zum Winkel).

Bei der Herstellung der histologischen Präparate wurden wir beraten von Herrn Prof. Dr. H. Dämmrich (Institut für Veterinärpathologie der Freien Universität Berlin).

Ihnen allen gilt mein Dank.

Die Finanzierung der Arbeit erfolgte zum größten Teil durch die Freie Universität Berlin, zu einem Teil durch die Stiftung Oskar-Helene-Heim e. V. und zu einem geringen Teil durch die Deutsche Forschungsgemeinschaft, Bad Godesberg.

Auch Ihnen danke ich hierfür.

M. Weigert

Inhaltsverzeichnis

I. Neue Erkenntnisse in der Bioelektrik   1

A. Einleitung   1

B. Bioelektrik des Knochens   3

a) Piezoelektrische Potentiale   3

b) Wachstumspotentiale und permanente Potentiale   7

c) Frakturpotentiale   7

C. Bisherige Versuche der Anwendung von elektrischem Strom auf den Knochen von Tieren   8

II. Eigene Versuchsreihen   11

A. Problemstellung   11

a) Versuchsanordnung   11

b) Messung des elektrischen Widerstandes und Dimensionierung der Stromeinheiten   12

c) Messung von elektrischen Spannungen an der durchströmten und nicht durchströmten Kaninchentibia unter physiologischen Bedingungen   15

1. Methode   15

2. Ergebnisse   16

B. Intramedulläre Knochenbildung   16

a) Stimulierung der intramedullären Knochenbildung durch Gleichstrom   16

b) Zeitlicher Ablauf der intramedullären Knochenbildung bei Stromstärke 35 µA (Goehre)   31

C. Wachstumsstimulierung an Röhrenknochen durch elektrischen Strom   35

a) Bisherige Versuche   35

b) Eigene Versuche zur Stimulierung des Längenwachstums der Röhrenknochen durch elektrischen Strom   36

D. Beschleunigung der knöchernen Heilung von Osteotomien . . .   40

a) Bisherige Erfahrungen   40

b) Eigene Versuche zur Beschleunigung der Callusbildung durch
elektrischen Strom   43

1. Herstellung von seitengleichen Osteotomien   43

2. Prüfung der Belastbarkeit   46

3. Szintigraphische Kontrolle der Callusbildung   46

4. Gleichstromeinwirkung auf osteotomierte Tibien von Kaninchen   49

5. Beeinflussung durch induktiven Wechselstrom   57

6. Vergleich der Serien 1 – 14.   59

7. Vergleich der Wirkung verschiedener Elektrodenanordnungen an
osteotomierten Tibien von Kaninchen   61

8. Gleichstromeinwirkung nach einem Intervall von 14 Tagen bei
primärer Verzögerung der Callusbildung   63

9. Gleichstromeinwirkung auf osteotomierte Röhrenknochen von
Schafen   66

III. Diskussion   70

A. Osteoblasten   70

B. Chondroblasten und Chondrocyten   72

C. Kollagen   73

D. Protein-Polysaccharide   75

E. Mineralisierung   75

F. Osteolyse   81

G. Osteocyten   81

IV. Beschleunigung der Osteotomieheilung   82

V. Stimulierung der Callusbildung am Menschen   84

VI. Zusammenfassung   86

VII. Literatur   87

I. Neue Erkenntnisse in der Bioelektrik

A. Einleitung

In den letzten Jahren mehren sich Berichte aus verschiedenen Arbeitsgebieten der Biologie, die ein neues, anscheinend weit verbreitetes Ordnungsprinzip bei Wachstums-, Differenzierungs- und Transformationsprozessen zum Inhalt haben, nämlich das *bioelektrische Potential.* Bereits vor 30 Jahren fanden Lund, Spek, Went, daß die räumliche Orientierung von Wachstumsvorgängen in pflanzlichen und tierischen Zellen von einem endogenen elektrischen Feld beeinflußt wird (Bentrup). Lund konnte das Wachstum von Pflanzenzellen durch elektrische Potentiale verlangsamen und beschleunigen. Jaffé konnte zeigen, daß der apikale Zellpol der Braunalge Fucus in der Richtung eines elektrischen Feldes, das endogen aufgebaut wird, entsteht.

Versuche, durch ein von außen herangebrachtes Feld ähnliche Effekte zu erzielen, waren ebenfalls bei Fucus erfolgreich (Lund). Ähnlich verliefen Versuche bei Equisetum und Funaria (Bentrup).

Zhurbitskij und Shidlovskaya prüften die Wirkung elektrischer Felder und ionisierter Luft auf die Absroption von Ionen durch Weizensprößlinge.

Shatilov und Trifonova wiesen eine Beschleunigung des Stoffwechsels von sprossenden Gerstensamen durch direkte elektrische Ströme einer Größenordnung von 10^{-8} A/cm² nach. Khvedelidze *et al.* fanden eine Orientierung von Weizensamen im magnetischen Feld. Dagegen konnte Tarakanova nur einen unspezifischen Reizeffekt auf den respiratorischen Gasaustausch durch Einwirkung eines magnetischen Feldes an Bohnen beobachten.

Panichkin und Ruzavin stellten eine Abhängigkeit der endogenen bioelektrischen Potentiale bei Weizen- und Bohnenwurzeln vom Verhältnis von Kalium und Calcium in der Nährflüssigkeit fest. Nesterov und Kuznetsov wiesen eine Abhängigkeit des täglichen Wechsels der bioelektrischen Ladung bei Tomaten von der Luft- und Bodentemperatur nach. Digby konnte zeigen, daß der Sensitivität für hydrostatischen Druck bei der Seegarnele Veränderungen von Oberflächenpotentialen zugrunde liegen. Kasimenko untersuchte den Mechanismus der Orientierung von Protozoen im elektromagnetischen Feld. Rose nahm an, daß die Differenzierung bei Tubularien durch Abtransport von Hemmsubstanzen im bioelektrischen Feld gesteuert wird.

Becker gelang es durch Anwendung elektrischer Potentiale die Regeneration an Stümpfen abgetrennter Amphibienextremitäten zu beschleunigen. Smith u. a. erklären die Wirkung des elektrischen Potentials auf das Wachstum bei Metazoen durch eine Übertragung von „informativen" Molekülen von Zelle zu Zelle.

Sedar stellte den Einfluß elektrischer Ströme auf das Entwicklungsmuster von Hühnerembryonen fest und konnte eine Korrelation der Achsen des elektrischen Potentials und der Hühnerembryonen nachweisen.

Mayyasi zeigte, daß bei Ratten im elektrischen Feld der Lernprozeß beschleunigt und die Irrtumshäufigkeit verringert wird. Die Untersuchungen von Burr ergaben, daß Tumoren beim Meerschweinchen und der Maus elektronegativ sind, wie sich auch der schwangere oder von einem Tumor befallene Uterus gegenüber der Bauchwand elektronegativ verhält (Ambrose und Easty).

Humphrey und Seal konnten Mäusetumoren durch geringe elektrische Ströme zur Rückbildung bringen. Ambrose maß die elektrophoretische Mobilität von neoplastischen Nieren- und Leberzellen und fand, daß die durchschnittliche Ladungsdichte fast doppelt so hoch ist wie bei normalen Zellen. Der Zuwachs an negativer Ladung an der Zelloberfläche ist direkt proportional der Malignität. Diese Negativität rührt wahrscheinlich überwiegend von der erhöhten Wachstumsgeschwindigkeit her (Ben Or, Eisenberg und Dolganski).

Sawyer u. Mitarb. produzierten intravasale Thromben durch elektrische Ströme, Martin und Staubesand fanden an der Anode eine Zerstörung des Endothels und daraus resultierend eine Thrombose. Der Mechanismus der Blutstillung könnte demnach durch geringe elektrische Ströme in Gang gebracht werden.

Gemählich, Baenkler, Elster, Jellinek, Lemperle, Krönlein und Mende konnten die Überlebenszeit von alloplastischen Hauttransplantaten durch Behandlung mit direkten elektrischen Strömen verlängern. Möglicherweise beruht diese Wirkung auf einem elektrophoretischen Abtransport von antigenen Körpern.

Carey und Lepley konnten einen positiven Effekt bei der Wundheilung durch Gleichstrom beobachten.

Vega, Singh, Danese und Howard verlängerten die Überlebenszeit von Nieren-hetero-Transplantaten durch Elektronegativität.

B. Bioelektrik des Knochens

Wir haben drei verschiedene Arten von elektrischen Potentialen zu
unterscheiden:
a) Piezoelektrische Potentiale,
b) Wachstumspotentiale und permanente Potentiale,
c) Frakturpotentiale (Verletzungspotentiale).

a) Piezoelektrische Potentiale

Der Begriff der Piezoelektrizität war ursprünglich beschränkt auf an-
organische Kristalle, denen ein Symmetriezentrum fehlt. Wird ein
solcher Körper durch einen von außen einwirkenden Druck deformiert,
erscheinen Ladungen entgegengesetzter Polarität an entgegengesetzten
Oberflächen. Grundsätzlich resultiert dieser Effekt aus einer Trennung
der Zentren der Neutralität nach positiven und negativen Ladungen im
Kristallgitter, wenn das Material entlang bestimmter Achsen verformt
wird. Von den bekannten 32 Kristallklassen zeigen 20 piezoelektrische
Eigenschaften.

Bazenhov wies Piezoelektrizität am Holz nach und Jaffé übertrug den
Begriff auf die Klasse polykristalliner anorganischer Materialien.

Johnson vermutete als erster, daß die kristalline Struktur des Knochens
piezoelektrisches Verhalten zeigen könnte. 1954 konnte Yasuda nachweisen, daß der Knochen piezoelektrische Eigenschaften besitzt. 1957
führten Fukada und Yasuda Messungen der piezoelektrischen Konstanten des Knochens durch. Die Autoren konnten direktes und indirek-
tes piezoelektrisches Verhalten, d.h. also auch Verformung des Knochens
durch ein von außen einwirkendes elektrisches Potential demonstrieren.
Sie bewiesen an Knochen von Ochsen und Menschen, daß sich durch
Kochen und anschließendes Hitzetrocknen die piezoelektrische Eigenschaft nicht ändert, daß sie somit nicht an die Tätigkeit lebender Zellen
gebunden ist.

Fukada konnte ähnliche Effekte an reinem Kollagen nachweisen. Der
piezoelektrische Effekt am Kollagen unterschied sich nicht von dem am
Knochen. Fukada und Yasuda erzielten ein Potentialmaximum, wenn
die verformende Kraft in einem Winkel von 45 Grad zur Längsachse des
Knochens einwirkte. Als das wichtigste Ergebnis fanden die Autoren,
daß die unter Kompression stehenden Knochenbezirke elektro-negativ,
die unter Spannung stehenden Bereiche elektro-positiv wurden.

1962 teilten Bassett und Becker mit, daß die Amplitude des elektrischen
Potentials, das im belasteten Knochen von Katzen und Ratten entsteht,
von der Größe der Belastung, dagegen die Art der Polarisierung von der

Richtung der Kraft abhängt. Shamos *et al.* (1963), Shamos und Lavine (1964), später Boros, Glauber, Lenart und Pinter kamen zu ähnlichen Meßergebnissen.

Bassett, Becker und Bachmann nehmen an, daß ein klassischer piezoelektrischer Effekt am Knochen allein zur Erklärung für die beobachteten Phänomene nicht ausreiche, insbesondere da die Potentiale im Knochen langsamer abfallen als es dem piezoelektrischen Effekt entspräche. Sie entwickelten deshalb eine Halbleiter-Gleichrichtertheorie. Diese Theorie stützt sich auf die gemessenen biphasischen Potentiale, die von Shamos und Lavine als Kunstprodukt angesprochen wurden, da nach deren Messungen nur eine unidirektionale Polarisierung festzustellen war.

Bassett, Becker und Bachmann vertreten die These, daß die Piezoelektrizität im 2- oder 3-Phasenmaterial: Knochen, bestehend aus Kollagen, Hydroxylapatit und Mucopolysacharid, insbesondere an den Verbindungsstellen Kollagen (N-Typ-Material n-negativ) und Apatit (P-Typ-Material p = positiv) entsteht, der sogenannten P-N-Verbindung. Dieser P-N-Generator rectifiziert das entstehende Signal.

Das Potential, hervorgerufen durch Ladungsverlagerung, wird neutralisiert durch Ladungsabfluß frei beweglicher Ladungsträger innerhalb der Periode der Deformierung. Es entsteht so eine zweite Aufladung entgegengesetzter Polarität, aber nicht notwendigerweise gleich großer Amplitude.

Diese Ladung wird nach Aufhören der Belastung durch Ladungsträgerrückfluß neutralisiert. Dadurch entsteht ein entgegengesetzter Strom und somit die biphasische Welle. Die Amplitude der Gegenschwingung hängt ab von mechanischen Faktoren, ob z. B. die Belastung schnell oder langsam nachläßt, oder ob es zu einer bleibenden Deformierung gekommen ist.

Becker und Bachmann vermuten, daß das Potential nicht nur an der Verbindung Kollagen-Apatit entsteht, sondern daß auch dem Apatit im elektrischen Verhalten des Knochens Bedeutung zukommt, nämlich Wasser, Spuren-Ionen und damit Ladung zurückzuhalten. Hierdurch werde der Widerstand erhöht und somit die Potentialdifferenz bis zu einer biologisch signifikanten Amplitude akkumuliert.

Besonderen Wert legt Bassett darauf, daß biphasische Signale als Zellstimulus unwirksam sind. Deshalb wird ein Signal, das von einer P-N-Verbindungsdiode rectifiziert wird, geliefert. Ein Osteocyt ist nach einer Berechnung von Bassett von $1,1 \times 10^9$ P-N-Generatoren umgeben. Die Positivität an der Konvex-, die Negativität an der Konkavseite von belastetem Knochen ist relativ zu verstehen als ein Übergewicht von Elektronen auf der Bogeninnenseite. Nicht nur die ultrastrukturelle

Organisation der P-N-Verbindung, sondern auch die mikroskopische und submikroskopische Struktur sind elektrisch relevant, d.h. harte Osteone produzieren mehr Ladung als weiche.

Nach Ansicht von Fukada, Yasuda, Shamos und Lavine entsteht das Piezopotential nur in der Kollagenfibrille.

In diesem Zusammenhang ist eine Beobachtung von Anderson und Eriksson interessant, wonach feuchtes Kollagen keine piezoelektrischen Eigenschaften zeigte. Nach Shamos und Lavine resultieren derartige Messungen aus einer fehlerhaften Versuchsanordnung, da im feuchten Milieu sehr rasch ein Ladungsausgleich durch Ionen- und Elektronenfluß möglich sei.

Die Polarisierung beruht auf einer einfachen Ladungsverlagerung, die proportional dem einwirkenden Stress ist. Die negative Nachschwankung entsteht durch Entladung der inneren Kapazität des Systems und stellt somit ein Kunstprodukt dar (Shamos und Lavine). Der Knochen gehört in die Klasse der Halbisolatoren ($10^{14} - 10^{22}$ Ohm/cm). Es konnte weder nichtohmisches Verhalten noch eine Gleichrichtereigenschaft gefunden werden. Ist der Widerstand des äußeren Leiters (Meßgerät) kleiner als der am Knochen, so kommt es zu einem Stromfluß über den äußeren Leiter. Die negative Nachschwankung ist durch die einfache Entladung der Kapazität des gesamten Systems bedingt. Das Potential hängt auch nach Shamos und Lavine vom Grad und von der Richtung des Stress ab. Der piezoelektrische Effekt verschwindet, wenn der Stress in einem Winkel von 10 Grad zur Knochenlängsachse einwirkt.

Auch diese Tatsache ist nach Yasuda ein Argument für die Entstehung des Potentials durch Scherwirkung an den Kollagenfibrillen (Verwindung der „Crosslink"-Verbindungen im Kollagen). Dieses Potential bildet sich am stärksten im trockenen Kollagen aus, dann wenn Ladungsträger, die zur Entladung führen können, fehlen.

McElhaney führte Messungen der bei Belastung auftretenden Potentiale an tierischen und menschlichen Femora durch. Er konnte keine Korrelation zwischen Stress und Ladungsverteilung finden, da die Ultrastrukturen am Knochen die verschiedensten Orientierungen aufweisen. Andererseits ergaben Messungen an kleinen ausgesägten Femurpartikeln Negativität, wenn sie am intakten Schaft ebenfalls Negativität aufwiesen, Positivität, wenn sie am intakten Schaft positiv gewesen waren. Mikroskopische Untersuchungen ließen erkennen, daß die elektro-negativen Zonen weniger Haverssche Systeme enthielten als die elektro-positiven. Auf der von McElhaney entworfenen Karte der Ladungsverteilung des Femurs ist das Muster demzufolge komplizierter, insbesondere ist die Bogeninnenseite keineswegs stets elektro-negativ und die Konvexität elektro-positiv.

McElhaney warnte vor spekulativen Schlüssen über die Bedeutung der Piezoelektrizität in vivo für den Aufbau und die Umformung des Knochens, insbesondere auch vor zu weitgehenden Folgerungen bezüglich der klinischen Anwendbarkeit der piezoelektrischen Phänomene.

Friedenberg und Brighton maßen Potentiale über Tibiae und Femora von Kaninchen und Menschen in vivo. Die Metaphyse erwies sich als elektro-negativ gegenüber der Epiphyse, an der Diaphyse bestand Elektropositivität.

Cochran, Pawluck und Bassett führten Messungen an Katzentibiae in vivo durch und konnten Potentiale von 0,5 − 5 mVolt (mV) nachweisen. Im feuchten Knochen sank das Potential trotz der Belastung ab; die Gründe hierfür wurden oben bereits erörtert. Es ergab sich in vivo eine lineare Beziehung von Stress und Potential bis hin zur Fraktur.

Steinberg, Busenkell, Wert, Black und Korostoff fanden, daß Piezopotentiale bis zum Vierfachen des Wertes beim Übergang von feuchten zu trockenen Bedingungen anstiegen.

Popesan, Sgarbura und Denischi bestätigten eine lineare Beziehung zwischen der Belastung bzw. Verformung des Knochens und der dabei entstehenden Ladung.

Steinberg, Bosch, Schwan und Glatzer beanspruchten erwachsene Kaninchenfemora und -tibiae auf Biegung in vivo. Auch sie fanden Negativität an der Konkav- und Positivität an der Konvexseite. Es ergab sich kein Unterschied zwischen lebenden und toten Knochen, auch war das Ergebnis unabhängig davon, ob der Knochen feucht oder trocken, gefroren, dehydriert oder decalcifiziert war. Die Unterschiede in den Untersuchungsergebnissen verschiedener Autoren führen Steinberg u. Mitarb. auf Untersuchungen an verschiedenen Proben und Tieren mit verschiedenen Meßsystemen und -widerständen zurück. In vivo wird das Piezopotential nicht nur durch die Schwerkraft und die antagonistische Muskelspannung ausgelöst, vielmehr auch durch den vasculären Druck der Pulswelle, den Ruhetonus der Muskulatur, die Willküranspannung der Muskulatur und die kontinuierliche Aktivität der Zellbewegung (Bassett). Alle diese Kräfte rufen eine Kette von elementaren Biopotentialen hervor, die zu an der Oberfläche meßbaren Ladungen führen.

Welche Wirkung hat dieses Piezopotential am Knochen? Die gegebene Form des Knochens, d. h. die Knochenelemente formen und verformen sich in der Richtung eines funktionellen Drucks. Sie vermehren oder verringern ihre Struktur in solchem Ausmaß, daß die Wirkung des funktionellen Drucks verringert wird, d. h. belastete, unter vermehrtem Druck stehende Knochenbereiche werden verdichtet, unbelastete in ihrer Substanz verrringert.

Bassett formuliert dieses Wolffsche Transformationsgesetz unter Verwendung des Begriffs des negativen Feed-back neu, indem er der piezoelektrisch entstehenden Polarisierung die Bedeutung eines Stimulus zuerkennt.

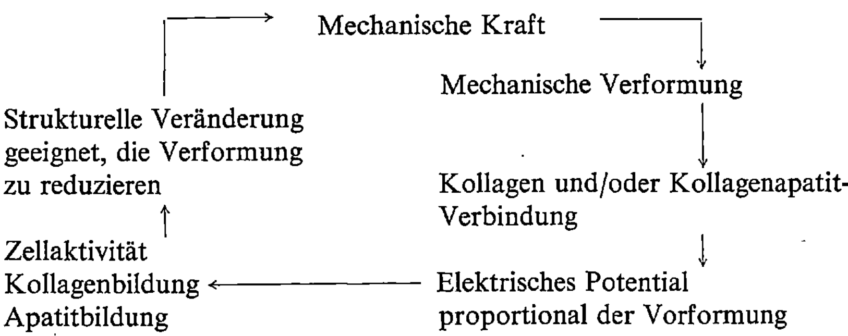

b) Wachstumspotentiale und permanente Potentiale

Athenstädt und Digby fanden auf Grund von Messungen an zahlreichen Vertebraten, insbesondere an Mammalien und auch am Menschen, daß im Knorpel der Epiphysenfuge eine ausgeprägte elektrische Polarisierung vorhanden ist, deren Richtung senkrecht zu ihren Begrenzungsflächen verläuft. Diese Polarisationsrichtung bleibt bis zur Ossifikation unverändert. Es handelt sich dabei um ein Potential, das durch Wachstumsvorgänge hervorgerufen wird. Die Polarisierung der Diaphyse gegenüber der Epiphyse ändert mit dem Abschluß des Längenwachstums ihre Richtung um 180 Grad. Das Potential hängt von der Richtung der Kollagenfibrillen ab. Zu diesen Wachstumspotentialen sind auch die von Becker bei der Regeneration abgetrennter Amphibienextremitäten festgestellten Potentiale zu rechnen. Athenstädt und Becker sprechen den Wachstumspotentialen die Bedeutung eines Kontrollmechanismus für das Wachstum zu.
Nach Abschluß des Knochenwachstums bleibt eine spontane permanente elektrische Polarisierung des Knochens erhalten (Friedenberg und Brighton, Friedenberg und Smith). Die Tibiaepiphysen verhalten sich elektropositiv gegenüber den Metaphysen, die Diaphyse elektropositiv gegenüber der Metaphyse. Die von der Knochenoberfläche abgeleiteten Potentiale liegen zwischen -5 und $+5$ mV.

c) Frakturpotentiale

Friedenberg und Brighton, Cochran, Pawluk und Bassett stellten fest, daß nach Frakturen der Femora und Tibiae der Schaft elektro-negativ wurde. Diese Ergebnisse konnten Friedenberg und Smith in einer neuen Arbeit verifizieren. Becker und Murray analysierten das frakturbedingte Potential beim Frosch. Das durch das Frakturhämatom abgehobene Periost wird elektro-negativ, der Knochen positiv, so daß sich ein Potential zwischen dem Knochen und dem Periost im Frakturhämatom ausbildet. Die Größenordnung der auftretenden Ströme liegt im Bereich von 1 μA Mikro-Ampere (μA).

C. Bisherige Versuche der Anwendung von elektrischem Strom auf den Knochen von Tieren

Yasuda, Noguchi und Sata gelang es 1955, durch Implantation einer 1,5-Volt-Batterie mittels Elektroden, die in die Markhöhle eingeführt wurden, bei Tieren die endostale Osteogenese anzuregen. Überwiegend im Bereich der Kathode entstand Knochenproliferation. Bei Stromstärken zwischen $1-10 \mu A$ bildete sich eine Knochenleiste zwischen Anode und Kathode, bei Stromstärken über 100 μA knorpeliger Callus und über 1 Milliampere (mA) trat Destruktion ein.

Iida konnte durch Anwendung von alternierenden Strömen Callus erzeugen.

Becker, Bassett und Bachmann ließen elektrischen Strom von 1×10^{-6} A an Tropfen von säurelöslichem Kollagen von Rattenschwänzen einwirken und fanden eine Wanderung der Kollagenmoleküle zur Kathode. Es entwickelte sich ein doppelbrechendes Kollagenband an der Kathode im rechten Winkel zum Feld.

Marino und Becker erklären diesen Effekt durch den hohen pH-Wert an der Kathode, der Kollagen aus der Lösung fälle.

Bassett, Pawluk und Becker konstruierten aus 1,5-Volt-Hörbatterien Einheiten, die durch Vorschaltung von verschiedenen Widerständen $1-100 \mu A$ über Platin-Iridium-Elektroden an den Knochen abgeben konnten. Diese Einheiten wurden in Silicon-Kautschuk eingebettet und in Oberschenkel von Hunden implantiert. Die Elektroden hatten einen Abstand von 13 mm und ragten $3-4$ mm in die Markhöhle, das Periost blieb intakt. Der Strom sank in wenigen Tagen durch Gasbildung an den Elektroden ab, so daß sich eine Polarisierung ausbildete. 14 Tage nach Versuchsbeginn fand sich eine Knochenmatrix mit ungeordneten Faserelementen und eine starke, tumorähnliche Zellproliferation in der Markhöhle. Nach 21 Tagen zeigte sich reifer Knochen in der Nähe der Kathode, gleich ob die Kathode proximal oder distal eingebracht worden war. An der Anode entstand Osteoclasie und Nekrose.

O'Connor, Charlton, Currey, Kirby und Woods versuchten diese Experimente zu wiederholen. Sie erzielten zwar ähnliche Ergebnisse, konnten jedoch die von Bassett gefundene Gesetzmäßigkeit nicht nachweisen. Es fanden sich nämlich auch an der Anode neugebildete Knochenbälkchen. Vorsicht vor einer klinischen Anwendung sei deshalb indiziert, da erhebliche Variationen der Reaktion sogar innerhalb einer Spezies auftreten.

Diese Ergebnisse von Bassett wurden von Hambury, Watson, Sivyer und Ashley jedoch bestätigt. Auch Wittebol kam zu gleichen Resultaten.

Andrews und Friedenberg wandten in ähnlicher Versuchsanordnung Gleichstromeinheiten bei erwachsenen Neuseeland-Kaninchen an und konnten Ströme von 1,5 − 100 µA an den Knochen heranbringen. Sie kontrollierten den Strom durch nach außen geleitete Drähte und fanden bei Stromstärken unter 5 µA keinen Effekt nach 10 Tagen, bei 10 − 50 µA Destruktion am positiven Pol, Knochenneubildung und Neubildung von Knorpel am negativen Pol. Bei 100 µA zeigte sich Destruktion an beiden Polen.

Richez, Chamay und Bieler erzielten mit Rechteckimpulsen von 50 bis 250 µA endostale Knochenbildung bei Kaninchen.

Levy und Rubin fanden, daß das Ausmaß der Osteogenese weniger von der Höhe der Stromspitze als von der Frequenz und der Dauer der Einwirkung des pulsierenden Stroms abhängt. Lavine brachte Knochendefekte an Kaninchenfemora durch elektrischen Strom aus subcutan implantierten Batterie-Einheiten zum knöchernen Verschluß.

Lavine, Lustrin, Shamos und Moss sowie Pawluck und Bassett bestätigten diese Resultate.

Becker und Murray exponierten kernhaltige Erythrocyten vom Frosch in einem elektrischen Feld, das dem am Frakturhämatom gemessenen entsprach, und konnten an den Zellen die gleichen Vorgänge erzeugen, die an den Zellen im Frakturhämatom beobachtet worden waren.

Durch äußerliche Anwendung von positiven Elektroden an frakturierten Vorderläufen von Kaninchen wurde eine Beschleunigung der Callusbildung erzielt (Cieszynski).

Mc Elhaney, Stalnaker und Bullard stellten Rattenfemora im Gipsverband ruhig, auf den elektrische Felder einwirkten. Auf Grund von Messungen des Knochengewichtes, des spezifischen Gewichts, der Corticalisdicke, der Härte, der Osteonenzahl und chemischer Analysen konnte bewiesen werden, daß das elektrische Feld im Rechts-Links-Versuch den durch Gipsruhigstellung bedingten Knochenverlust verringert. Es wurden Potentiale von 100 Volt Gleichstrom, 200 Volt Wechselstrom bei 3 Hertz und 200 Volt Wechselstrom bei 30 Hertz angewendet. Der stärkste Effekt zeigte sich bei der dritten Gruppe.

Versuche, das Knochenlängenwachstum durch elektrischen Strom zu beschleunigen, blieben bis jetzt erfolglos. Minkin, Poulton und Hoover ließen Stromstärken von 70 µA aus 1,4 Volt Hörbatterien, die in Silicon-Kautschuk eingebettet waren, über Platin-Iridium-Elektroden quer zur distalen Femurepiphysenplatte von Kaninchen einwirken. Es entwickelte sich nur eine Abwinkelung am Knochen, nicht aber eine signifikante Längenzunahme.

Friedenberg und Kohanim implantierten eine Batterieeinheit am Os ileum, von hier wurde mit Teflon-isoliertem, rostfreiem Stahldraht Gleichstrom zwischen Elektroden zu beiden Seiten der proximalen Tibia-Epiphysenplatte produziert in einer Stärke von 3−13 µA. Sowohl die Anode als auch die Kathode wurden wechselweise in die Epiphyse implantiert. Tägliche Messung ergab ein kontinuierliches Absinken des Stromflusses. Eine sichere Längenzunahme konnte nicht erzielt werden. Ähnliche Versuche führte Röhlig aus, indem er Mikrobatterien von 1,2 Volt außen an der Extremität befestigte und über isolierte Stahldrähte Strom an die Metaphyse von Kaninchen und Hunden heranbrachte. Es wurden Stromstärken von 5 µA gemessen. Die Elektroden wurden an der Diaphyse implantiert. Eine sichere Längenzunahme konnte mit dieser Versuchsanordnung nicht erzielt werden.

In letzter Zeit berichtete Wilson über ähnliche Versuche an 4−5 Wochen alten Kaninchen. Eine Batterieeinheit von 2,8 Volt wurde in die Flanke implantiert, Drähte mit Teflon-Isolierung wurden zu den Extremitäten subcutan gezogen. Die Elektroden wurden in die Metaphyse des Femur und der Tibia eingeführt, Stromstärken bis zu 100 µA wurden gemessen. Eine signifikante Längenzunahme konnte nicht beobachtet werden.

Friedenberg zog deshalb den Schluß, daß ein kontrolliertes System notwenig ist, um konstanten Strom über einen längeren Zeitraum am Knochen zu erzeugen.

II. Eigene Versuchsreihen

A. Problemstellung

In zwei Versuchsreihen hatten wir induktiven Wechselstrom und Batterie-Gleichstrom durch Implantation der von Yasuda, Noguchi, Sata und Bassett angegebenen Batterieeinheiten an die Kaninchen-Tibia und das Kaninchen-Femur herangebracht. Die Versuchsanordnung bei der induktiven Wechselstromanwendung bestand darin, daß Sekundär-Spulen in die Extremitäten implantiert wurden, deren Elektroden in den Knochen eingeführt wurden. Die Tiere bewegen sich frei in einem Holz-käfig von der Fläche 50×70 cm, der von einer Primärspule umgeben ist. Diese Primärspule wird von einem Transformator gespeist (50 Hertz, 110 Volt, 4 µA). Rentsch beschrieb eine ähnliche Versuchsanordnung, um auf elektromagnetischem Wege Stromimpulse zur Gehirnreizung bei Tieren zu erzeugen.

Mit dieser Versuchsanordnung konnten wir bis zu 5 µA Stromstärke am Knochen hervorrufen. Durch den induktiven Wechselstrom gelang es, die Osteogenese in der Markhöhle anzuregen und Corticalisdefekte be-schleunigt zum Verschluß zu bringen.

Die Versuche mit Implantation von Batterieeinheiten ergaben Knochen-bildung an der Kathode, in geringerem Maße auch an der Anode.

Weder durch Wechselstrominduktion noch durch Batterieimplantation kann eine exakt definierte Stromstärke am Knochen aufrecht erhalten werden. Die Verbesserung der Methode mußte darauf hinzielen, am Knochen konstanten und pulsierenden Gleichstrom sowie langsam alternierenden Wechselstrom kontrollierbar und regulierbar über eine längere Zeit zu erzeugen, um so die endostale Knochenbildung anzu-regen, das Knochenlängenwachstum zu stimulieren und die knöcherne Heilung von Frakturen zu beschleunigen.

a) Versuchsanordnung

Elektroden werden aus Platin-Iridium-Draht (10% Iridium, 90% Platin) im Durchmesser von $0,5 - 0,7$ mm gefertigt, an deren Enden eine ver-zinnte Kupferlitze gelötet wird. Diese Litze ist isoliert mit strahlungs-

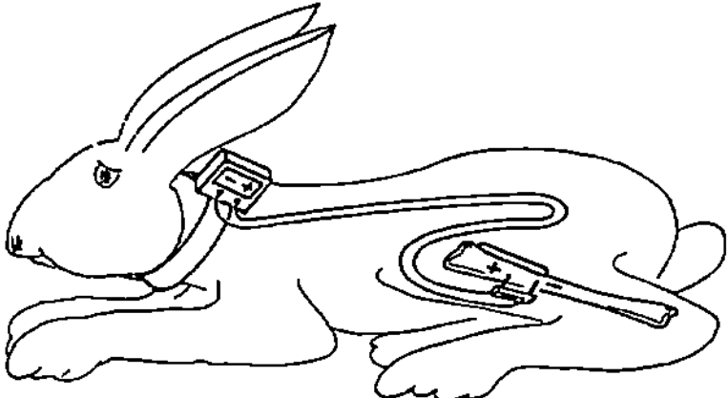

Abb. 1. Schema der Versuchsanordnung. Stromeinheit am Rücken zwischen den Schulterblättern. Subcutan verlaufende Litzen, Elektroden an der Tibia

vernetztem Polyalken und besitzt darüber einen Primärmantel aus strahlungsvernetztem Polyvinylidenfluorid. Sie hat eine Betriebsspannung von 600 Volt, einen Außendurchmesser von 0,69 mm und einen Leiterquerschnitt von 0,06 mm² (Hersteller Raychem, München). Die Lötstelle wird mit Methylmetacrylat isoliert.

Die Implantation erfolgt unter aseptischen Kautelen an mit Penthotal intravenös oder Thalamonal intramuskulär narkotisierten Tieren. Nach Freilegung beider Tibiae werden in Schaftmitte mit einem Uhrmacher-Stahldrillbohrer 2 Öffnungen im Durchmesser von 0,6 – 0,7 mm in die Corticalis bei intaktem Periost gebohrt. Die freien Enden der beiden Litzen, die verschieden farbig sind, um bei nötig werdenden Reparaturen den Anoden- und Kathodendraht voneinander unterscheiden zu können, werden mit einer V2A-Stahlstange subcutan bis zwischen beide Schulterblätter und hier durch die Haut geführt. Mit einem aus Leinenbändern gebildeten Rucksack, der beide Vorderläufe und den Hals kreuzweise umfaßt, wird ein Metallkästchen (Ausmaße 7 × 3,5 × 3 cm) zwischen beiden Schulterblättern fixiert; eine Öffnung auf der der Haut anliegenden Seite dient zum Durchführen der freien Enden der Litzen. In dem Kästchen ist die Batterieeinheit befestigt. Die freien Enden der Litzen werden mit den Polen der Einheit verlötet. Die andere Tibia erhält Leerelektroden. Nach schichtweisem Wundschluß durch Matratzennaht der Haut mit fortlaufendem Chrom-Catgut, Nobecutan-Spray (Abb. 1). Die Tiere werden in Einzelkäfige gebracht. Die Ernährung erfolgt mit einer Standardkost aus Kaninchenpellets und Wasser.

b) Messung des elektrischen Widerstandes und Dimensionierung der Stromeinheiten

Zur Bestimmung des elektrischen Widerstandes zwischen zwei Elektroden aus Platin-Iridium-Draht, im Abstand von 10 mm in die Kaninchentibia implantiert, wurden mehrere Meßreihen aufgestellt.

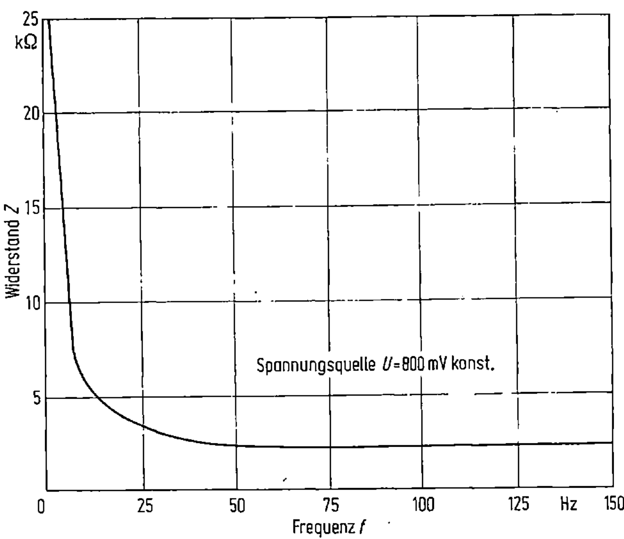

Abb. 2. Diagramm des Knochen-Widerstandes der Kaninchentibia in Abhängigkeit von der Frequenz

In der 1. Meßreihe wurde der Widerstand in Abhängigkeit von einer angelegten Gleichspannung gemessen, wobei sich zeigte, daß der Widerstand von der Höhe der Gleichspannung abhängig ist. Bei 1,5 Volt lag der Widerstand bei 200 Kiloohm bis 400 Kiloohm. Bei Erhöhung der Gleichspannung bis 2,5 Volt sank der Widerstand auf ca. 30 Kiloohm ab.

In der 2. Meßreihe wurde die Abhängigkeit des Widerstandes von der Frequenz einer angelegten Wechselspannung, deren Größe bei 800 mV konstant gehalten wurde, untersucht. Es zeigte sich ein Zusammenhang zwischen dem Widerstand und der Frequenz der angelegten Wechselspannung. Abb. 2 zeigt den Verlauf des Widerstandes, über der Frequenz aufgetragen. Man erkennt, daß der Widerstand bei höheren Frequenzen einem festen Wert von 2 Kiloohm zustrebt. Dieses Verhalten deutet auf einen kapazitiven Anteil im Widerstand zwischen den Elektroden hin.

In der 3. Meßreihe wurde die Frequenz konstant gehalten (10 Hertz) und die Größe der Spannung verändert. Es zeigte sich ein geringes Abfallen des Widerstandes bei Erhöhung der Spannung. Die starken Schwankungen des Widerstandes in Abhängigkeit von verschiedenen Parametern machten es notwendig, den Strom zwischen den implantierten Elektroden möglichst unabhängig vom Widerstand zu gestalten. Durch eine hohe Spannungsquelle (15 Volt) und einen großen Vorwiderstand in der Größenordnung von Mega-Ohm wird der Strom „einge-

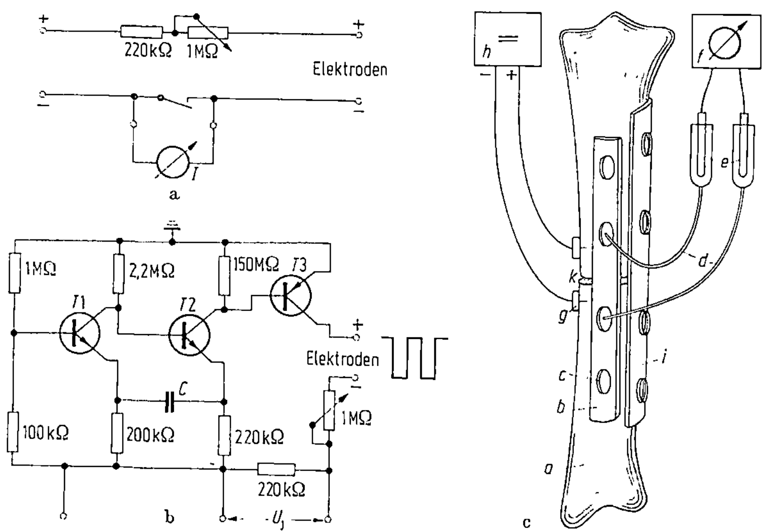

Abb. 3. a Schaltbild des Gleichspannungsgebers. Prinzip: Batterie mit 15 Volt, vor-
geschalteter Widerstand von 22 Kiloohm und Drehwiderstand von 1 Megaohm. Das
Amperemeter wird bei der Messung in den Stromkreis eingeschaltet. b Schaltbild des
Oscillators (Rechteckschwingungen). Prinzip: Ein Multi-Vibrator von 1 Hertz, der
einen Transistor schaltet. Die Messung erfolgt mit dem Kathodenstrahloscillographen.
c Messung der Knochenpotentiale

a Tibia	*f* Oscilloskop
b Meß-Schablone	*g* zuführende Pt-Ir-Elektroden
c Meß-Brünnchen	*h* Batterieeinheit
d Meß-Brücken	*i* Osteosyntheseplatte
e Calomel-Elektroden	*k* Osteotomie

prägt". Eine Widerstandsänderung zwischen den Elektroden wirkt sich
dadurch auf die Stromstärke nur gering aus.

Abb. 3a zeigt die Schaltung, die es ermöglicht, mittels eines veränder-
lichen Widerstandes mehrere Stromwerte ziemlich konstant einzustellen.
Neben dem konstanten Gleichstrom wurden auch Spannungsquellen für
pulsierenden Gleichstrom eingesetzt. Abb. 3b zeigt die Schaltung, die
dafür verwendet wurde. Sie besteht aus einem Multivibrator von 1 Hertz,
der einen Transistor schaltet. Dadurch erreicht man an den Elektroden
einen sehr exakt verlaufenden rechteckförmigen Strom. Der rechteck-
förmige Strom fließt $^1/_2$ sec, danach folgt eine stromlose Pause von
$^1/_2$ sec usf.

Die Messung der Stromstärke erfolgte direkt mit einem Strommeßgerät.
Das Mikroampere-Meßgerät wurde über eine Schaltbuchse in den Strom-

kreis eingeschaltet. Es zeigte sich, daß die Änderung der Stromstärke, bedingt durch die Spannungs- bzw. Widerstandsänderung des Knochens, so gering ist, daß ein Nachregulieren des Stroms praktisch immer erst nach einigen Tagen vorgenommen werden mußte.

c) Messung von elektrischen Spannungen an der durchströmten und nicht durchströmten Kaninchentibia unter physiologischen Bedingungen

1. Methode (Abb. 3c)

Um elektrische Gleichspannungspotentiale aus biologischen Systemen ableiten zu können, müssen von der Meßeinrichtung bestimmte Bedingungen erfüllt werden. Die Meßelektroden müssen nicht polarisierbar sein und nur geringen Eigenwiderstand besitzen. Mit einem Meßgerät hoher Eingangsimpedanz gelingt die Ableitung elektrischer Größen einer biologischen Spannungsquelle nahezu fehlerfrei. Die Empfindlichkeit des Meßgerätes muß unter 100 µV liegen. Diese Bedingungen werden von unserer Meßeinrichtung erfüllt. Zur Ableitung werden Calomelelektroden (Typ 303, Hersteller Dr. W. Ingold, Frankfurt) über Meßbrücken und Baumwollfäden mit dem Knochen verbunden. Die Meßbrücken bestehen aus kurzen Plastikschläuchen (Durchmesser 1 mm), die mit einer im Wasserbad gelösten Mischung aus Agar und Ringerlösung (3 g Agar auf 100 ml Ringerlösung) gefüllt sind. Ein Ende der Meßbrücke wird nach Erstarren des Agars mit der in Ringerlösung befindlichen Calomelelektrode verbunden. In das andere Ende des Plastikschlauches wird ein zuvor in Ringerlösung getränkter Baumwollfaden eingeführt. Das in Ringerlösung gemessene Potential zwischen den zwei Meßelektroden schwankt zwischen 0,1 und 0,7 mV, ohne sich im Verlauf der Ableitungen in die eine oder andere Richtung wesentlich zu ändern.

Als Voltmeter benutzen wir den Oscillograph Typ 561 B in Verbindung mit dem Zweispur-Differenzverstärker Typ 3 A 3 (Hersteller Tektronix Oregon).

Die über die Batterieeinheit zugeführten Stromstärken werden mit einem Digital-Multimeter (Modell 160, Hersteller Keithley Ohio) registriert. Um unter reproduzierbaren Bedingungen an der Tibia abzuleiten, werden vier Knochenwachsbrünnchen (Durchmesser 1,3 mm) verwendet, die in definierten Abständen voneinander an immer den gleichen Punkten auf der facies medialis tibiae angebracht sind. Aus den wasserdichten mit Ringerlösung gefüllten Brünnchen wird mit den eben beschriebenen Meßelektroden abgeleitet. In einer Serie von Kontrollmessungen ohne Meßbrünnchen wurde nachgewiesen, daß durch dieses Meßverfahren die physiologischen Eigenschaften des Knochens nicht meßbar verändert werden. Im Gegenteil, die mit Hilfe der Meßbrunnen erreichte Verkürzung der Meßzeit schränkt einen die elektrische Leitfähigkeit des Knochens stark beeinflussenden Faktor, nämlich die Austrocknung des Knochens, wesentlich ein. Nach einer Osteotomie werden die Meßbrünnchen wieder angebracht.

Die nach der Osteosynthese auftretenden Potentialänderungen werden festgestellt. Nach erfolgter Verbindung der Stromelektroden mit der Stromeinheit werden die Spannungsmessungen am durchströmten Knochen bei Stromstärken zwischen 5 und 15 µA aufgezeichnet.

2. Ergebnisse

Die von der facies medialis tibiae abgeleiteten Potentialdifferenzen der durchströmten und nicht durchströmten Tibia erreichen maximal 20 mV bei Stromstärken bis zu 15 µA. Der Betrag der Spannungsdifferenz ist abhängig von der Lage der Meßelektroden am Knochen. An einer Tibia sind die Meßwerte konstant und reproduzierbar. Vergleichen wir die Meßwerte verschiedener Tibiae miteinander, so sind beträchtliche Schwankungen festzustellen. Wir fanden eine wiederkehrende Richtung des Spannungsverlaufs entlang den verschiedenen Tibien.

Die bei der Durchströmung mit verschiedenen Stromstärken abgeleiteten Spannungsdifferenzen unterscheiden sich in ihren absoluten Werten von Tier zu Tier kaum. Zugeführte Stromstärken verändern die Spannungsverteilung an der Tibia proportional.

Stromstärken von 5—15 µA beeinflussen die elektrischen Eigenschaften im „physiologischen" mV-Bereich. Verschiedene Elektrodenanordnungen scheinen bei gleicher Stromstärke diese Eigenschaften nicht wesentlich zu verändern. Die Verwendung von metallischem oder nicht metallischem Osteosynthesematerial modifiziert bei gegebener Stromstärke die Spannungsdifferenzen unwesentlich.

B. Intramedulläre Knochenbildung

a) Stimulierung der intramedullären Knochenbildung durch Gleichstrom

Wir bildeten 7 Versuchsserien (a—g) entsprechend den Stromstärken. Teils wurde die Anode, teils die Kathode proximal angebracht. Ein unterschiedliches Ergebnis resultierte hieraus nicht (Bassett).

Die Tötung 21 Tage nach der Operation erfolgte durch eine in Überdosis intravenös verabreichte Pentothal-Injektion. Danach wurden beide Tibiae ausgelöst, geröntgt, zersägt und in Formalin und Alkohol eingelegt.

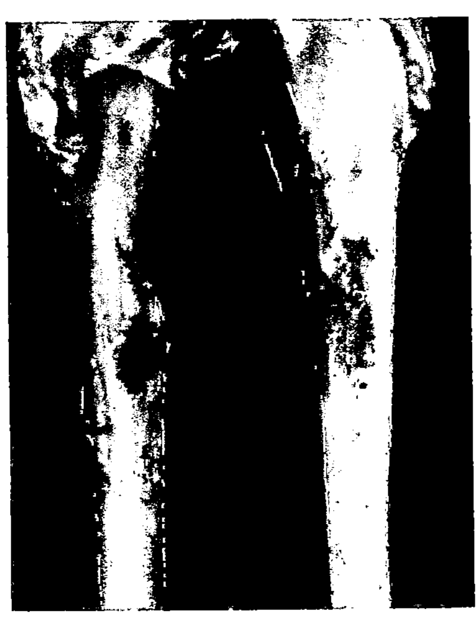 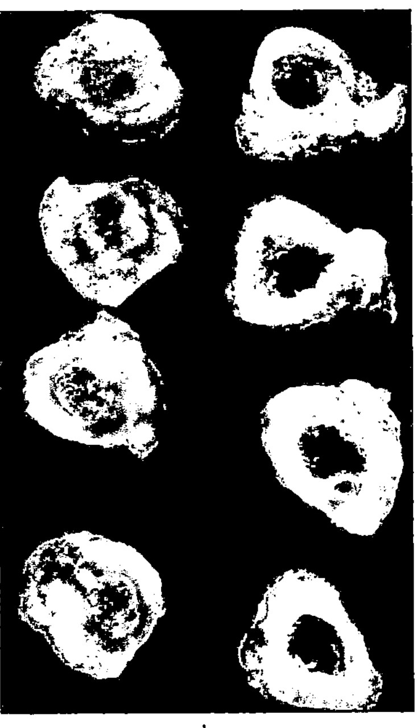

a b

Abb. 4. a Kaninchentibiae 3 wochenlang mit Gleichstrom von 50 µA behandelt: Um die proximal angebrachte Anode erhebliche Nekrose und Osteolyse, periostale Knochenbildung um Anode und Kathode. b Die beiden linken oberen Querschnitte zeigen Spongiosa in der Markhöhle in Höhe der Kathode, die linken unteren Spongiosa und Nekrose in Höhe der Anode, rechts Leerseite

Die histologische Auswertung der in Paraffin eingebetteten und mit Haemalaun-Eosin gefärbten Knochenquerschnitte, die wir jeweils in Höhe der Anode und der Kathode bzw. der Kontrollelektroden der Gegenseite anfertigten, ließ eine Fülle von Phänomenen erkennen, so: Zellanhäufungen, Gefäßbildungen, Nekrosen, verschiedene Grade und Ausrichtungen von Spongiosabälkchen in der Markhöhle. Die Veränderungen reichten von geringer Zellvermehrung bis zu völligem Verschluß der Markhöhle durch nekrotische, schwarz verfärbte Massen an der Anode oder zahlreichen Spongiosabälkchen an der Kathode. Eine massive Nekrose um die Anode sowie die periostale Knochenbildung an beiden stromführenden Elektroden waren bereits makroskopisch zu erkennen (Abb. 4a).

Abb. 4b zeigt auf der linken Seite oben die massive Knochenbälkchenbildung in Höhe der Kathode; die beiden unteren Querschnitte in Höhe

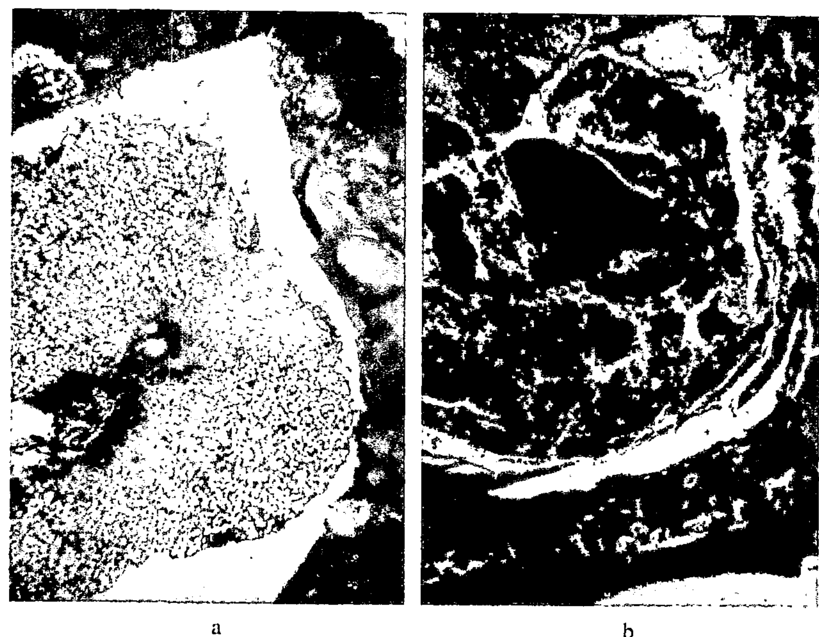

a   b

Abb. 5. a Zellreiches Knochenmark mit kleiner zentraler Nekrose (Stufe 0). b Massive Marknekrose in Höhe der Anode (Stufe 0)

der Anode die Ausfüllung der Markhöhlenquerschnitte mit schwarzen, bröckeligen Nekrosemassen. Auf der Leerseite nur geringe periostale Verknöcherungen.

Um eine quantitative Abhängigkeit der Veränderungen von der Stromstärke nachzuweisen, bildeten wir mehrere Gruppen.

Zur Gruppe 0 rechneten wir:

normales Knochenmark,

zellreiches Mark mit und ohne kleine Nekrosen (Abb. 5a),

massive Nekrosen der Markhöhle mit Schwarzverfärbung (Abb. 5b),

zur Gruppe I:

randständige Spongiosabildung mit zellreichem Fettmark,

randständige Spongiosabildung mit Zellvermehrung und Nekrosen (Abb. 6a),

einen Spongiosapilz an der Elektrodeneintrittsstelle (Abb. 6b u. c),

randständige Spongiosa, zellreiches Mark und zentrale Nekrosen (Abb. 6d),

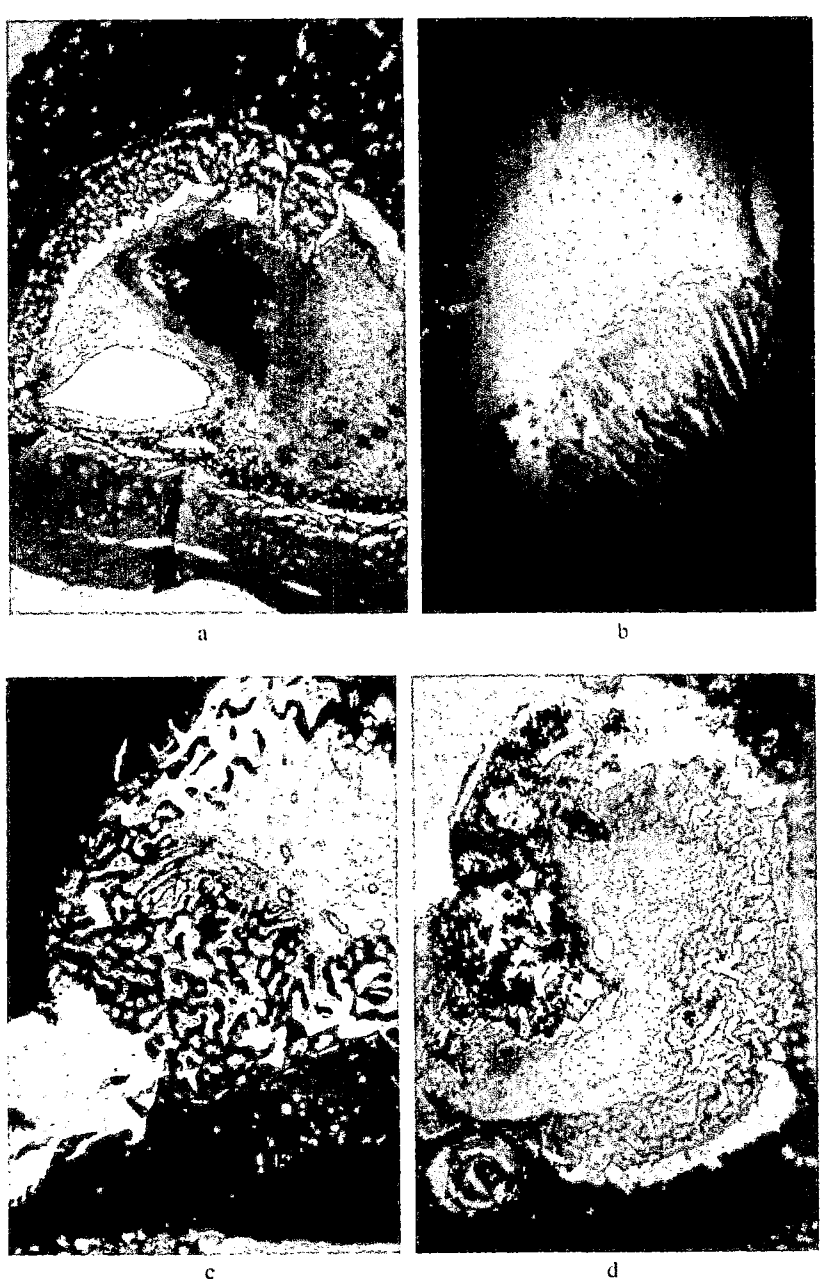

Abb. 6. a Randständige Spongiosabälkchen, zellreiches Fasermark, zentrale Nekrose (Stufe I). b Spongiosapilz an Elektrodeneintrittstelle (Stufe I). c Spongiosapilz an der Elektrodeneintrittstelle (Stufe I). d Randständige Spongiosa, zellreiches Mark, zentrale Nekrose (Stufe I)

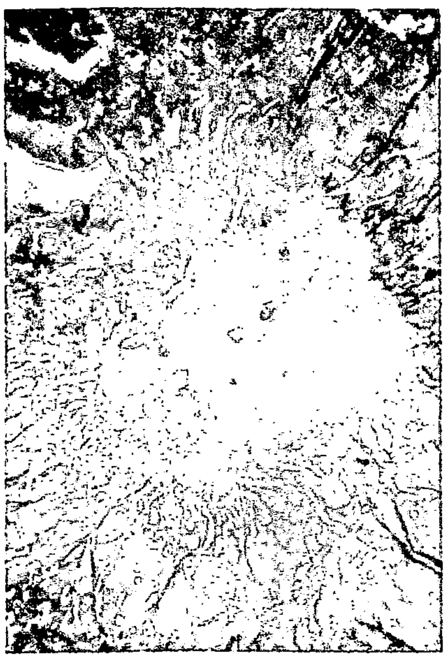

Abb. 7. Hälfte der Markhöhle durch radiäre Spongiosa verschlossen. Zentral zellreiches Fasermark an der Kathode (Stufe II)

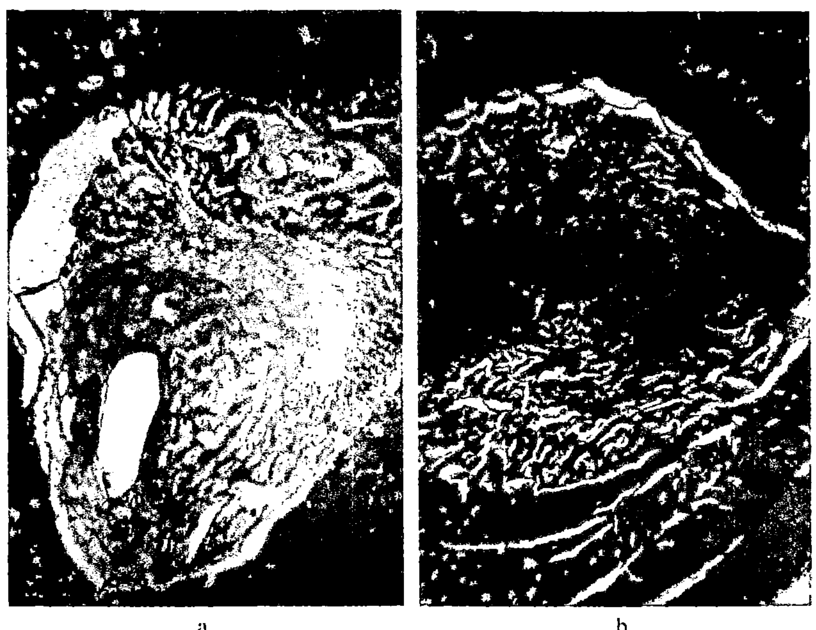

a   b

Abb. 8. a Markhöhle durch ungerichtete Spongiosabälkchen geschlossen. Großer Zentralkanal, mäßige Zellvermehrung, keine Nekrose an der Kathode (Stufe III). b Markhöhle durch ungerichtete Spongiosabälkchen verschlossen. Nekrose an der Kathodeneintrittsstelle. Starke Zellvermehrung (Stufe III)

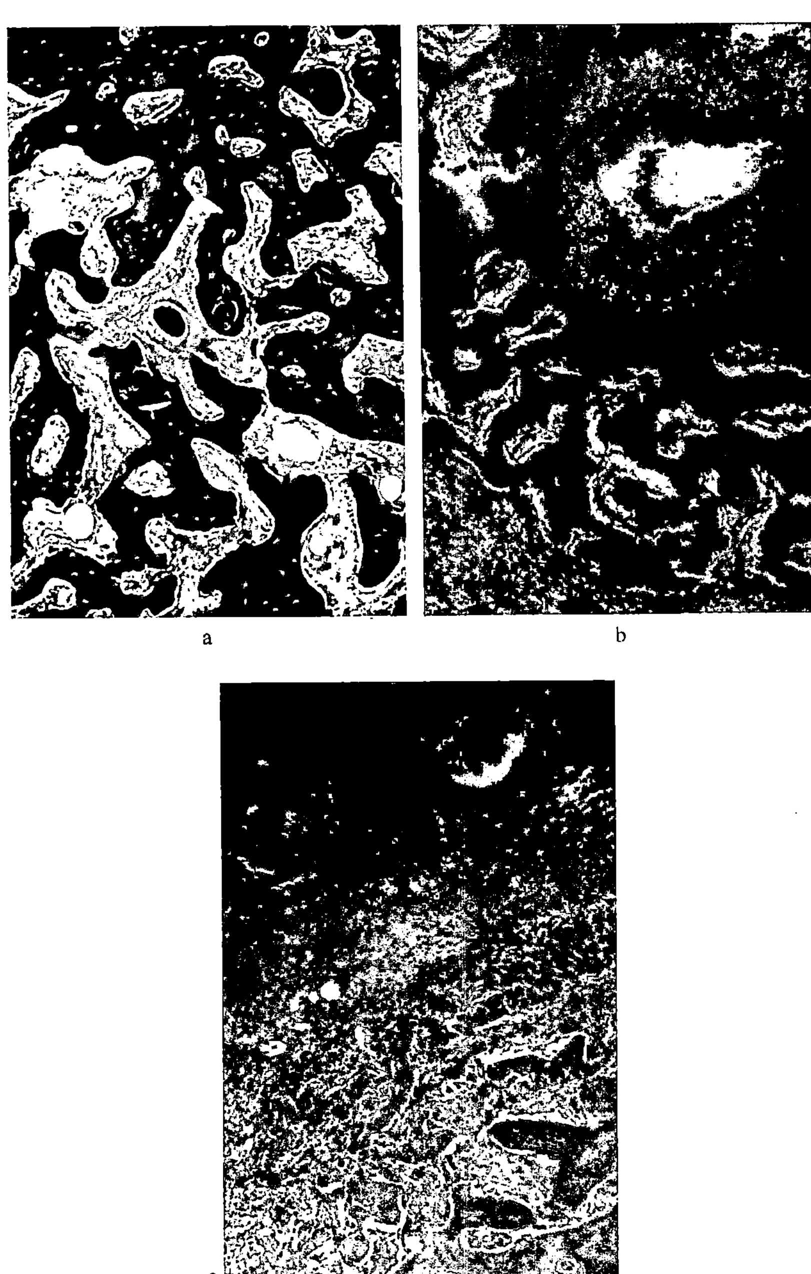

Abb. 9. a Zellreiches Blastem in den Spongiosalücken. Spongiosa zellreich, zellreicher Osteoblastensaum entlang den Bälkchen. b Knorpel um die Elektrode, übergehend in spongiösen Knochen. c Übergang von Knorpelinseln (oben) über sehr zellreiches Stroma (Mitte) in zellreiche Spongiosabälkchen (unten)

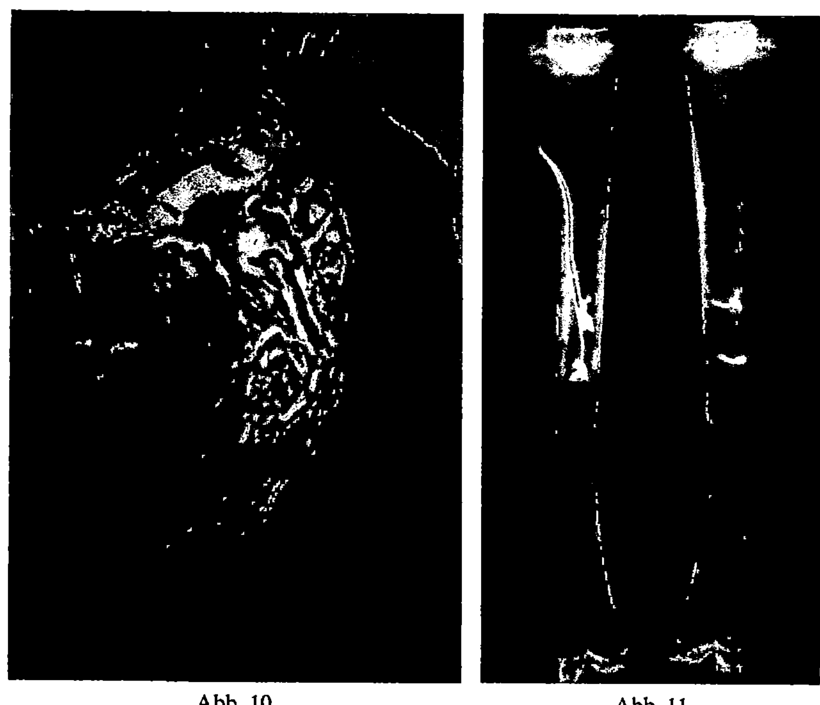

Abb. 10   Abb. 11

Abb. 10. Um zentralen Nekroseherd sind zirkulär Spongiosabälkchen angeordnet
Abb. 11. Kaninchentibiae 21 Tage nach Implantation der Elektroden: Zunehmende
Osteolyse um die Anode

zur Gruppe II:

Spongiosabildung, die bis zur Hälfte der Markhöhle einnimmt, mit
zentraler Zell- und Faserbildung (Abb. 7),

Spongiosabildung in gleichem Maße mit massiver, zentraler Nekrose,

zur Gruppe III:

Spongiosabildung, die die ganze Markhöhle einnimmt, mäßige Zellvermehrung ohne Nekrose (Abb. 8a),

Spongiosabildung in gleichem Maße mit massiven Nekrosen entlang den
Elektroden und Zellvermehrung (Abb. 8b).

Die starke Zellvermehrung imponiert an beiden stromführenden Elektroden. Die Bälkchen werden von einem dichten Osteoblastensaum ein-
gerahmt (Abb. 9a).

Stets erfolgt der Übergang vom Endost in die Spongiosabälkchen kon-
tinuierlich. Selten stellt sich um die Kathode Knorpel dar, der in Spon-

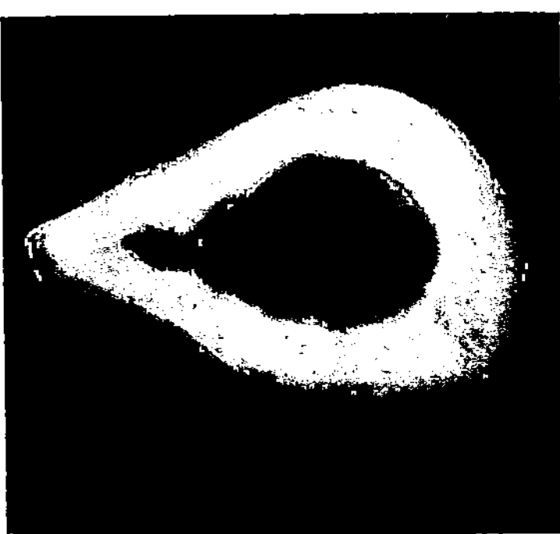

Abb. 12. Röntgenbild der neugebildeten Spongiosa in Höhe der Kathode zeigt gute Mineralisierung der Bälkchen

giosa übergeht (Abb. 9b u. c). Radiär ins Zentrum der Markhöhle gerichtete Bälkchen finden sich überwiegend an der Kathode. Eine zirkuläre Ausrichtung von Spongiosabälkchen zeigt sich oft um den Nekroseherd an der Anode (Abb. 10).

Die Röntgenbilder der entnommenen Tibiae ließen im wesentlichen osteolytische Höfe um die stromführenden Elektroden und/oder Verdickungen bzw. Sklerosierungen erkennen, wobei die Auflösungshöfe vorwiegend bei höheren Stromstärken um die Anode gefunden wurden. An den Leerelektroden waren keine röntgenologisch faßbaren Merkmale zu erkennen (Abb. 11). Bei einer Reihe von Knochenquerschnitten konnten wir röntgenologisch die mineralisierte Markhöhlenspongiosa zur Darstellung bringen (Abb. 12).

In den folgenden Tabellen werden die Ergebnisse der endostalen Knochenbildung unter Gleichstromeinfluß dargestellt:

Gruppe a) entspricht der Stromstärke 50 µA .
Gruppe b)   „   „   „   40 „
Gruppe c)   „   „   „   35 „
Gruppe d)   „   „   „   25 „
Gruppe e)   „   „   „   13 „
Gruppe f)   „   „   „   10 „
Gruppe g)   „   „   „   6 „
(Tabellen 1 — 7)

Um die Spongiosabildung in ihrer gradmäßigen Ausprägung übersichtlicher darstellen zu können, berechnen wir nun die prozentuale Häufigkeit der Grade (0 — III) der Spongiosabildung an Anode und Kathode, jeweils bezogen auf die Zahl der Probanden pro Serie (a — g) (Tabelle 8). Die stärkste Ausbeute an Spongiosabildung (III) im Bereich der Kathode,

Tabelle 1. *Serie a: 50 μA Gleichstrom*

Tier	Anode	Kathode	Leerseite
Nr. 1 20 Wochen 2490 g	H: starke Rund- zellenvermehrung, ausgedehnte Nekrosen	auf Zentralkanal radiär gerichtete Spongiosa- bälkchen, starke Rundzellen- vermehrung, Markhöhle mit Spongiosa ausgefüllt	Zellreiches Fettmark
	R: Osteolyse, Sklerose 0	kleiner Osteolysehof, Sklerose III	keine Veränderung 0
Nr. 2 20 Wochen 2250 g	starke Rundzellen- vermehrung, mäßige Nekrosen	massiv ungerichtete Spongiosabildung, starke Rundzellvermehrung, Knor- pelinseln, Markhöhle mit Spongiosa ausgefüllt	Fettmark
	Osteolyse 0	keine Osteolyse III	keine Veränderung 0
Nr. 3 22 Wochen 2500 g	massive Nekrose	randständige Spongiosa- bälkchen bis zur Anode	Fettmark
	starke Osteolyse 0	keine Veränderung I	keine Veränderung 0
Nr. 4 21 Wochen 2700 g	massive Nekrose	massive Spongiosa unge- richtet, Markhöhle aus- gefüllt (5 mm weit)	Fettmark
	starke Osteolyse 0	keine Veränderung III	keine Veränderung 0
Nr. 5 20 Wochen 2200 g	massive Nekrose	mäßig, randständige Spongiosa	Fettmark
	starke Osteolyse 0	keine Veränderung II	keine Veränderung 0
Nr. 6 20 Wochen 2200 g	massive Nekrose	massive ungerichtete Spongiosa füllt Markhöhle auf 5 mm aus, starke Vascularisierung Zellvermehrung	Fettmark
	starke Osteolyse und Sklerosesaum 0	Verdichtung III	keine Veränderung 0
Nr. 7 20 Wochen 2500 g	massive Nekrose	Markhöhle durch unge- ordnete Spongiosa- bälkchen auf 2 mm aus- gefüllt	Fettmark
	Osteolyse 0	keine Veränderung III	keine Veränderung 0

Tabelle 1. (Fortsetzung)

Tier	Anode	Kathode	Leerseite
Nr. 8 22 Wochen 3 000 g	Nekrose randständige Spongiosa	massige randständige Spongiosa, mäßige Zellvermehrung	Fettmark
	Osteolyse	keine Veränderung	keine Veränderung
Nr. 10 20 Wochen 2 500 g	Nekrose reichlich Rundzellen	reichlich ungeordnete Spongiosa, weniger Zellen, Markhöhle ausgefüllt	Fettmark
	Osteolyse und Sklerosesaum 0	geringe Osteolyse und Sklerose III	keine Veränderung 0

Tabelle 2. *Serie b: 40 μA Gleichstrom*

Tier	Anode	Kathode	Leerseite
Nr. 59 21 Wochen 2 000 g	auf Zentralkanal radiär gerichtete Spongiosa Nekrose	auf Zentralkanal radiär gerichtete Spongiosa, Zellvermehrung	Fettmark
	Osteolyse und Sklerose II	keine Veränderung II	keine Veränderung 0
Nr. 60 21 Wochen 2 200 g	massive Nekrose randständige Spongiosa	ungerichtete Spongiosa Zellvermehrung, Markhöhle ausgefüllt	Fettmark
	Osteolyse I	Sklerose III	keine Veränderung 0
Nr. 61 20 Wochen 2 300 g	mäßig Spongiosa- bälkchen geringe Nekrose	massiv ungerichtete Spongiosa Markhöhle ausgefüllt, Zellen vermehrt	Fettmark
	mäßige Osteolyse II	Sklerose, Knochen verdichtet III	keine Veränderung 0
Nr. 69 21 Wochen 2 000 g	massive Nekrose	ungerichtete massive Spongiosa, Zellvermehrung	Fettmark
	Osteolyse 0	Sklerose III	keine Veränderung 0
Nr. 76 20 Wochen 2 000 g	massive Nekrose	nach zentral radiär gerichtete Spongiosa, Zellvermehrung	Fettmark
	Osteolyse 0	keine Veränderung II	keine Veränderung 0

Tabelle 3. *Serie c: 35 µA Gleichstrom*

Tier	Anode	Kathode	Leerseite
Nr. 44 20 Wochen 2000 g	massive Nekrose randständige Bälkchen	massive ungeordnete Spongiosabälkchen, Markhöhle ausgefüllt, zentrale Nekrose	Fettmark
	Osteolyse I	Sklerose III	keine Veränderung 0
Nr. 45 18 Wochen 2000 g	massive Nekrose Zellvermehrung	massive ungeordnete Spongiosabälkchen, Markhöhle ausgefüllt starke Zellvermehrung	Fettmark
	Osteolyse 0	geringe Sklerose III	keine Veränderung 0
Nr. 46 20 Wochen 1850 g	massive Nekrose geringe randständige Spongiosa	massive ungeordnete Spongiosabälkchen, Zellvermehrung, Markhöhle ausgefüllt	Fettmark zellreich
	Osteolyse und Sklerose I	Sklerose III	0
Nr. 47 20 Wochen 2100 g	massive Nekrose geringe randständige Spongiosa	massive ungerichtete Spongiosabälkchen, Zellvermehrung, Markhöhle ausgefüllt	zellreiches Fettmark
	Osteolyse und Sklerose I	Sklerose III	keine Veränderung 0
Nr. 48 20 Wochen 2050 g	massive Nekrose	massiv angeordnete Spongiosabälkchen, Markhöhle ausgefüllt	Fettmark
	Osteolyse und Sklerose 0	Osteolyse (gering) und Sklerose III	keine Veränderung 0
Nr. 49 20 Wochen 1700 g	keine Nekrose ungeordnete Spongiosabälkchen, Zellvermehrung keine Osteolyse II	massive ungeordnete Spongiosabälkchen, Knorpel und Rundzellvermehrung geringe Sklerose III	zellreiches Fettmark keine Veränderung 0

Tabelle 4. *Serie d: 25 μA Gleichstrom*

Tier	Anode	Kathode	Leerseite
Nr. 37 20 Wochen 2500 g	vereinzelt Nekrosen mäßig Spongiosa	unorientierte Spongiosa- bälkchen, Markhöhle zur Hälfte ausgefüllt Zellvermehrung	Fettmark
	Osteolyse und Sklerose I	Sklerose II	keine Veränderung 0
Nr. 38 20 Wochen 2250 g	vereinzelt Nekrosen mäßig Spongiosa, Hälfte der Mark- höhle ausgefüllt	geringe Spongiosabälkchen $^1/_3$ der Markhöhle ausgefüllt	zellreiches Fettmark
	Osteolyse und Sklerose II	Sklerose I	0
Nr. 39 16 Wochen 1950 g	dichte Nekrose	geringe Spongiosa- bälkchen, randständig Zellvermehrung	Fettmark
	Osteolyse, geringe Sklerose 0	Sklerose I	keine Veränderung 0
Nr. 40 22 Wochen 2000 g	massive Nekrose zentral Spongiosa Zellvermehrung	randständige Spongiosa massive Zellvermehrung	Fettmark
	Osteolyse I	geringe Osteolyse, Sklerose I	keine Veränderung 0
Nr. 43 16 Wochen 2100 g	geringe Nekrose mäßige Zell- vermehrung	Zellvermehrung	Fettmark
	keine Veränderung 0	keine Veränderung 0	keine Veränderung 0
Nr. 58 21 Wochen 2200 g	massive Nekrose	Spongiosapilz an Elektrode Zellvermehrung	Fettmark
	geringe Osteolyse 0	keine Veränderung I	keine Veränderung 0

Tabelle 5. *Serie e: 13 µA Gleichstrom*

Tier	Anode	Kathode	Leerseite
Nr. 14 26 Wochen 4000 g	geringe Nekrose	geringe Zellvermehrung	Fettmark
	keine Veränderung 0	keine Veränderung 0	keine Veränderung 0
Nr. 17 25 Wochen 2300 g	massive Nekrose geringe Spongiosa- bälkchen, Knorpel	radiar gerichtete Spongiosa, $^1/_3$ Markhöhle ausgefüllt, zahlreiche Spindelzellen	Fettmark
	geringe Osteolyse I	keine Veränderung II	keine Veränderung 0
Nr. 18 30 Wochen 3000 g	geringe Nekrose	randständige Spongiosa Zellvermehrung	zellreiches Fettmark
	geringe Osteolyse 0	keine Veränderung I	keine Veränderung 0
Nr. 19 20 Wochen 2000 g	geringe Nekrose geringe Zell- vermehrung	geringe Spongiosa- bälkchen, mäßige Zellvermehrung, vereinzelt Nekrosen	Fettmark
	leichte Osteolyse 0	Sklerose I	keine Veränderung 0
Nr. 20 18 Wochen 2100 g	vereinzelt Nekrosen Zellvermehrung	zellreiches Fettmark vereinzelt Spongiosa	Fettmark
	geringe Osteolyse und Sklerose 0	Sklerose I	keine Veränderung 0
Nr. 35 26 Wochen 3100 g	massive Nekrose Zellvermehrung	mäßig randständige Spon- giosabälkchen Zellvermehrung	Fettmark
	Osteolyse 0	aufgelockert II	keine Veränderung 0

Tabelle 6. *Serie f: 10 μA Gleichstrom*

Tier	Anode	Kathode	Leerseite
Nr. 21 22 Wochen 1900 g	geringe Nekrose keine Veränderung 0	geringe Spongiosa Zellvermehrung keine Veränderung I	Fettmark keine Veränderung 0
Nr. 22 16 Wochen 1550 g	geringe Nekrose keine Veränderung 0	zellreiches Fettmark keine Veränderung 0	Fettmark keine Veränderung 0
Nr. 23 12 Wochen 2100 g	keine Nekrose keine Veränderung 0	geringe Nekrose Zellvermehrung keine Veränderung 0	Fettmark keine Veränderung 0
Nr. 24 12 Wochen 1750 g	keine Reaktion keine Veränderung 0	Zellvermehrung keine Veränderung 0	Fettmark 0
Nr. 25 12 Wochen 1550 g	Zellvermehrung keine Veränderung 0	geringe Spongiosa starke Zellvermehrung keine Veränderung I	Fettmark keine Veränderung 0

Tabelle 7. *Serie g: 6 μA Gleichstrom*

Tier	Anode	Kathode	Leerseite
Nr. 26 16 Wochen 1750 g	geringe Nekrose Zellvermehrung keine Veränderung 0	starke Zellvermehrung keine Veränderung 0	Fettmark keine Veränderung 0
Nr. 27 18 Wochen 1700 g	vereinzelt Nekrosen keine Veränderung 0	starke Zellvermehrung Faserbildung keine Veränderung 0	Fettmark keine Veränderung 0
Nr. 30 26 Wochen 2400 g	geringe Nekrosen keine Veränderung 0	Zellvermehrung keine Veränderung 0	Fettmark keine Veränderung 0

3*

Tabelle 8. *Prozentuale Verteilung der Grade der Spongiosabildung an Anode und Kathode in Abhängigkeit von verschiedenen Stromstärken*

Serie Strom (µA)	Kathode				Anode			
	Stufen				Stufen			
	0	I	II	III	0	I	II	III
a) 50	0	22	11	66	89	11	0	0
b) 40	0	33	33	66	40	20	40	0
c) 35	0	0	0	100	50	34	16	0
d) 25	16	66	16	0	50	34	16	0
e) 13	16	50	33	0	84	16	0	0
f) 10	60	40	0	0	100	0	0	0
g) 6	100	0	0	0	100	0	0	0

nämlich in 100%, konnte bei 35 µA Gleichstrom erzielt werden (Serie c). In der Serie a) (50 µA) und b) (40 µA) kam es in 66% zum völligen Verschluß (III) der Markhöhle an der Kathode, während in jeweils 33% die Markhöhle bis zur Hälfte (I—II) mit Spongiosa ausgefüllt war.

In den Serien e) und d) (25 und 13 µA) kam es in 84% (I—II) zur Spongiosabildung, die bis zur Hälfte die Markhöhle ausfüllte, während sich in Serie f) (10 µA) in 60% keine Spongiosa (0) und in 40% nur randständige Spongiosa entwickelte.

Bei der Serie g) (6 µA) zeigte sich keine intramedulläre Spongiosabildung (0).

Auch im Bereich der Anode kam es — allerdings in geringerem Maße — zur Ausbildung von intramedullären Spongiosabälkchen. Die stärkste Ausbeute wurde in Serie b) (40 µA), nämlich in 40% Verschluß bis zur Hälfte der Markhöhle (II) erzielt. Geringe randständige Spongiosabildung zeigte sich bei Stromstärken zwischen 13 und 50 µA (I). An den Kontrolltibiae konnten wir nur eine geringe celluläre Infiltration, aber nie Nekrosen oder das Auftreten von Spongiosabälkchen beobachten.

Unsere Versuche zeigten demnach eine größere Gesetzmäßigkeit im Gegensatz zu der Mitteilung von O'Connor u. Mitarb. Allerdings konnten auch wir an der Anode endostale Knochenbildung beobachten. Im Unterschied zu den Ergebnissen Andrews' und Friedenbergs (s. o.) erwies sich der Strombereich zwischen 30 und 40 µA als optimal.

Nehmen wir die röntgenologisch nachweisbare Ausbildung eines osteolytischen Hofes um die Anode als Ausdruck der Knochenrückbildung oder Destruktion in die Berechnung auf und vergleichen hiermit die Ausbildung von Spongiosa an der Kathode, so sehen wir (Tabelle 9), daß die Entstehung eines Osteolysehofes bei 13 µA beginnt. Die Osteolyse

Tabelle 9. *Vergleich der Osteolysehäufigkeit an der Anode mit der Spongiosabildung an der Kathode*

Serie Strom (μA)	Osteolyse an der Anode	Spongiosa an der Kathode
a) 50	9×	9×
b) 40	3×	3×
c) 35	5× auch	6×
Spongiosa an Anode 1× ohne		
d) 25	5× 1× ohne	5× 1× ohne
e) 13	5× gering 1× ohne	5× gering 1× ohne
f) 10	5× ohne	5× gering, bzw. ohne
g) 6	3× ohne	3× ohne

nimmt mit höheren Stromstärken zu, und der Vergleich mit den rechtsstehenden Zahlen, entsprechend dem Grad der Spongiosabildung an der Kathode, zeigt, daß Spongiosa an der Kathode nur zu finden ist, wenn an der Anode ein ausgeprägter osteolytischer Hof vorhanden ist.

b) Zeitlicher Ablauf der intramedullären Knochenbildung bei Stromstärke 35 µA (Goehre)

In einer weiteren Versuchsserie wurden 21 Tiere in der gleichen Weise wie oben beschrieben operiert. Die rechte Tibia wurde mit einem Gleichstrom von 35 µA durchströmt. 3 Tage nach der Operation wurden die drei ersten Tiere getötet, in Abständen von jeweils 3 Tagen bis zum 21. Tag wurden je 3 Tiere geschlachtet, so daß wir 7 Gruppen von jeweils 3 Tieren bilden konnten.

Im HE-Präparat stellte sich die intramedulläre Osteogenese unter der Wirkung eines Gleichstroms von 35 µA folgendermaßen dar:

Nach 3 Tagen

An der Anode eine geringe Vermehrung von vorwiegend runden Zellen, Fibrinausscheidung.

An der Kathode vereinzelt Riesenzellen, außerdem eine Vermehrung von spindeligen Zellen. Die Grundsubstanz ist faserig. Es stellen sich streifige Kollagenfasern dar (Abb. 13). Im Röntgenbild noch keine Veränderungen.

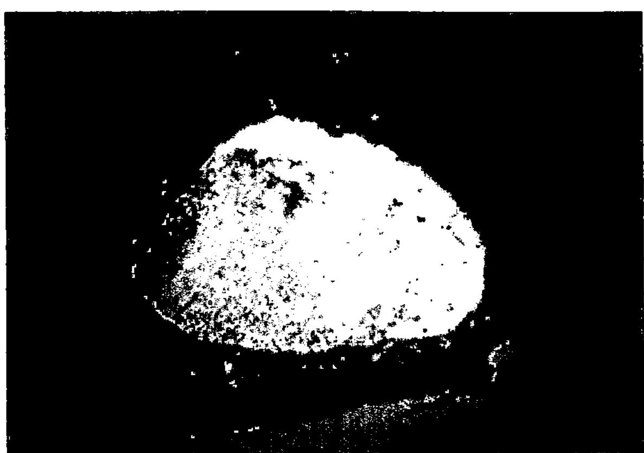

Abb. 13. Geringe randständige Zellvermehrung an beiden Elektroden nach 3 Tagen (35 µA)

Nach 6 Tagen

Die beschriebenen Phänomene sind quantitativ stärker ausgebildet: Kollagenfasern vermehrt (Abb. 14). Im Röntgenbild bereits geringe Osteolyse im Bereich der Anode.

Nach 9 Tagen

An der Anode ist eine weitere Zellvermehrung zu erkennen. Zentral zeigen sich Nekrosen, am inneren Corticalisrand Spongiosabälkchen. Osteolytischer Hof auf dem Röntgenbild.

An der Kathode sind die Zellen etwas weniger zahlreich als an der Anode. Die Grundsubstanz zeigt faserige Struktur, vom inneren Corticalisrand her strahlen langgezogene Spongiosabälkchen radiär in die Markhöhle (Abb. 15).

Nach 12 Tagen

An der Anode ist eine noch stärkere Vermehrung der Zellen erkennbar, die Nekrosen haben zugenommen, ebenso die randständigen Spongiosabälkchen, die meist zirkuläre Richtung aufweisen. Der osteolytische Hof um die Anode ist deutlicher zu erkennen (Abb. 16a).

An der Kathode ist außer der unveränderten Zell- und Faservermehrung eine mäßige Zunahme der Spongiosabälkchen zu beobachten.

Nach 15 Tagen

An der Anode ist im Vergleich zu der Serie von 12 Tagen kein Unterschied zu bemerken.

An der Kathode stellt sich eine geringe Zunahme der Spongiosabälkchen dar. Im Röntgenbild ist nunmehr eine Verdichtung nachzuweisen (Abb. 17).

Nach 18 Tagen

An der Anode ist keine weitere Zunahme der Spongiosabildung zu erkennen. Die Spongiosabildung bleibt in der Größenordnung des Stadiums I—II.

An der Kathode ist die halbe Markhöhle von zellreichen Spongiosabälkchen verschlossen. Auf dem Röntgenbild nimmt die Sklerose zu (Abb. 18).

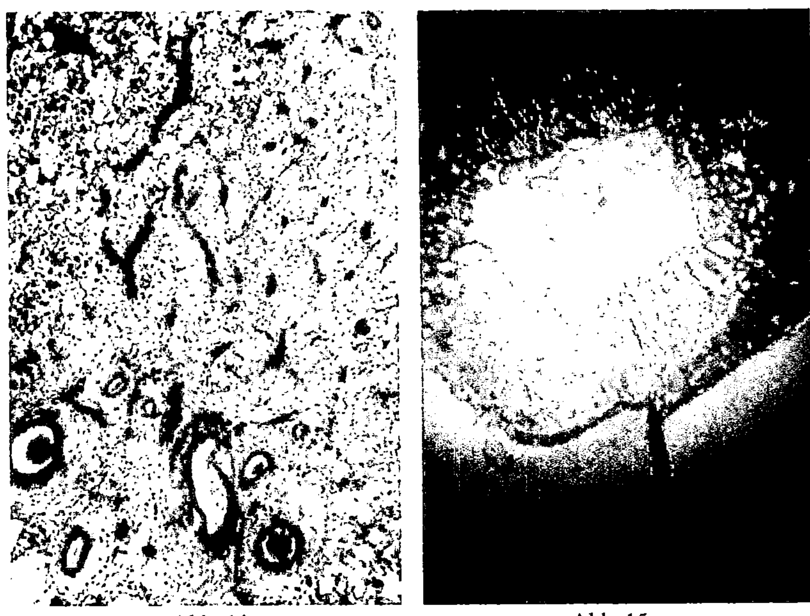

Abb. 14   Abb. 15

Abb. 14. Erhebliche Zellvermehrung, Fibrinniederschlag um die Gefäße, Kollagen-streifen bilden sich aus, vereinzelt kommen Riesenzellen zur Darstellung (Kathode nach 6 Tagen)

Abb. 15. Vom Rande her wachsen radiär Knochenbälkchen ins Mark (Kathode nach 9 Tagen)

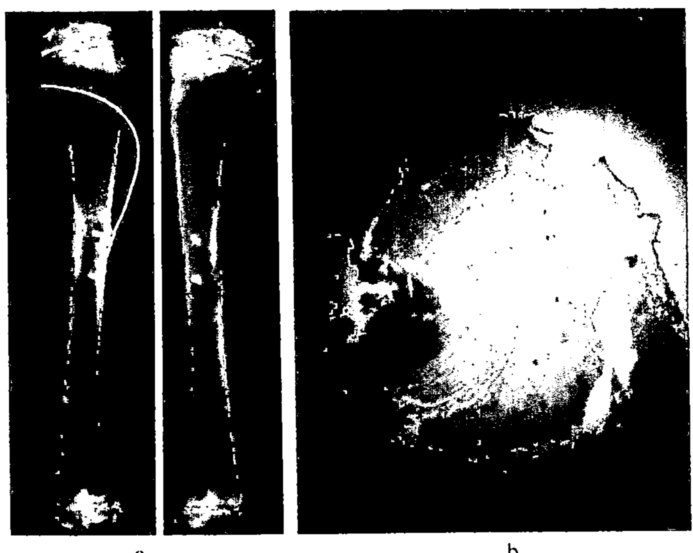

a   b

Abb. 16. a Kaninchentibiae 12 Tage nach Implantation und Stromeinschaltung: Zunehmende Osteolyse (Anode), Sklerose. b Zirkuläre Spongiosa, mäßige Zellvermehrung, Zunahme der Nekrose (Anode nach 12 Tagen)

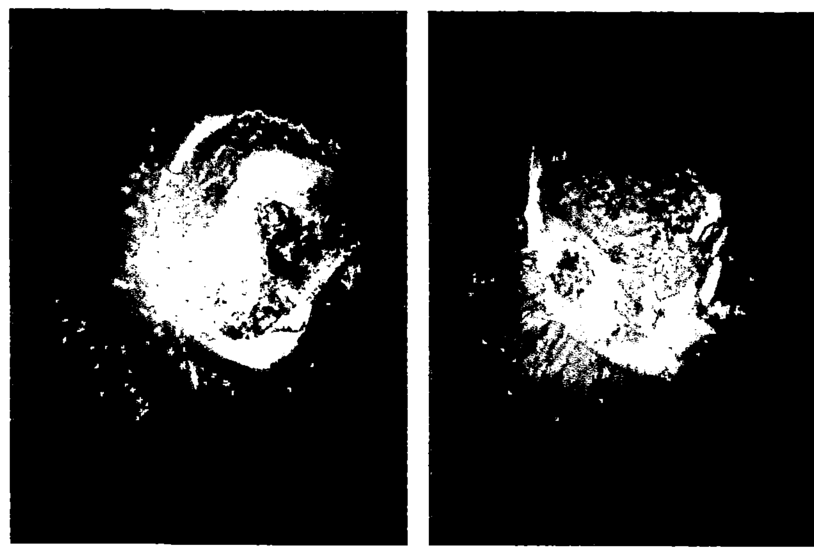

Abb. 17 Abb. 18

Abb. 17. Zunahme der Nekrose, zirkuläre Spongiosa an der Anode (nach 15 Tagen)

Abb. 18. $^1/_2-^2/_3$ der Markhöhle ist durch Spongiosa geschlossen, (an der Kathode nach 18 Tagen)

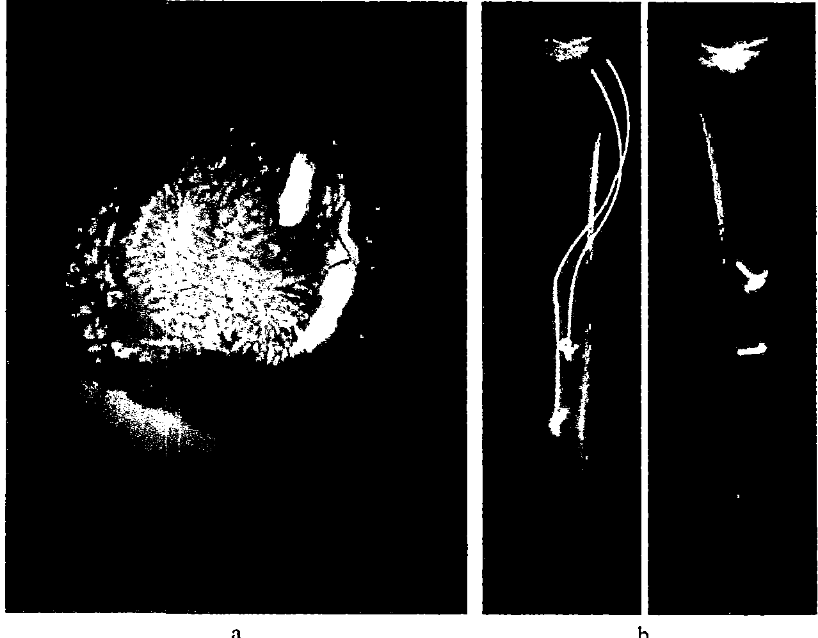

a b

Abb. 19. a Markhöhle um die Kathode von Spongiosa verschlossen (nach 21 Tagen). b Kaninchentibiae 21 Tage nach Implantation der Elektroden und Stromeinschaltung: Starke Sklerose zwischen Anode und Kathode. Osteolyse um die Anode

Nach 21 Tagen

An der Anode hat die Spongiosabildung weiter zugenommen, auch die Nekrose hat sich zentral weiter verstärkt. Die Osteolyse ist sehr ausgeprägt.

An der Kathode ist die Markhöhle durch Spongiosa nahezu oder vollständig verschlossen (Abb. 19a). Im Röntgenbild zeichnet sich die Sklerose deutlich ab (Abb. 19b).

Zusammenfassend läßt sich der zeitliche Ablauf der intramedullären Knochenbildung so darstellen, daß zuerst in der Umgebung beider Elektroden eine Zellvermehrung einsetzt, an der Anode bilden sich Fibrinausscheidungen, an der Kathode Kollagenfasern.

In der Folge nimmt die Menge der Spongiosabälkchen an der Anode wesentlich langsamer und in geringerem Maße zu als an der Kathode. Das Umgekehrte gilt für die Ausbildung der Nekrose. Auf allen Bildern ist ein Überschuß an bindegewebs- und knochenbildenden Zellen zu erkennen als Voraussetzung für die Spongiosabildung, deren Maximum, zumindest was den Markhöhlenquerschnitt anbelangt, nach 21 Tagen erreicht ist.

Zu ähnlichen Ergebnissen über den zeitlichen Ablauf der Knochenbildung unter dem Einfluß des elektrischen Stroms kommt Nöh.

C. Wachstumsstimulierung an Röhrenknochen durch elektrischen Strom

a) Bisherige Versuche

Groß ist die Zahl der verschiedenen Methoden, mit denen versucht wurde, das Längenwachstum der Röhrenknochen anzuregen. Die Skala der Verfahren reicht vom Einschlagen von Elfenbeinstiften in die Markhöhle der Röhrenknochen, das auf v. Langenbeck zurückgeht, Anbohren der Metaphyse (Compere und Adams) bis zum Einbringen von Chemikalien (Helferich).

Die Beobachtung, daß vor allem nach Frakturen, die zum Verschluß der Markhöhle führen, ein gesteigertes Längenwachstum der Röhrenknochen auftritt, wurde von Trueta analysiert, der hieraus eine Theorie der Umstellung der Durchblutung des Knochens von der A. nutritia auf die Epiphysengefäße hin entwickelte. In der Konsequenz dieser Gedankengänge führte Trueta durch Einbolzen von Knochenspänen in die Tibia-Markhöhle Wachstumsbeschleunigungen bis zu 2 cm herbei.

Eine wenn auch bescheidene therapeutisch praktizierte Bedeutung hat die auf Ollier zurückgehende Periostablösung an der Diaphyse gewonnen. Die Sympathektomie zur Behandlung von Beinlängendifferenzen ist verlassen. Dagegen hat das Anlegen arterio-venöser Fisteln (Janes und

Elkins, Hiertonn) neben der Periostablösung wohl als einziges Verfahren klinische Bedeutung erlangt. Es führt zu einigermaßen verläßlichen Ergebnissen. Der Preis ist allerdings hoch, der für die Längenzunahme zu bezahlen ist: Die Auswirkungen auf den Gesamtkreislauf sind keineswegs zu unterschätzen. Versuche, durch Druckentlastung der Wachstumszonen eine Wachstumsbeschleunigung zu erzielen, haben ausschließlich experimentelles oder theoretisches Interesse gewonnen.

Auch die Anwendung von Wärme an die Femora (Richards und Stofer), Kurzwellendurchflutung (Doyle und Smart, Wise, Castleman und Watkins) sowie die Mikrowellenbestrahlung der Epiphyse (Granberry und Janes) brachten keinen Erfolg.

Chapchal, Zeldenrust, Wilson, Percy und Pease verpflanzten Metalle verschiedener Stellung in der elektromotorischen Reihe in die Markhöhle, um das dabei auftretende Potential wirksam werden zu lassen. Sie sind damit Vorgänger der Methode der direkten elektrischen Durchströmung des Knochens.

Pascheta versuchte, durch Galvanisierung der Wachstumszone von außen das Wachstum anzuregen: sine effectu.

Haas implantierte elektrische Batterien an die distale Femurepiphyse von Hunden. Friedenberg und Kohanim brachten Gleichstrom an die distale Femurepiphyse von Kaninchen. Minkin, Poulton und Hoover durchströmten die distale Femurepiphyse von Kaninchen mit 70 µA. Röhlig setzte Diaphysen von Hunden und Kaninchen durch von außen angebrachte Batterien unter 40 µA. Mit Gleichstrom von 100 µA durchströmte Wilson die Wachstumszonen von Femur und Tibia. Wittebol brachte Gleich- und Wechselstrom an Hunde-Femora heran und konnte dadurch eine Dicken- und Gewichtszunahme erzielen.

Mit diesen Methoden gelang es bisher nicht, eine signifikante reproduzierbare Längenzunahme der Röhrenknochen hervorzurufen.

b) Eigene Versuche zur Stimulierung des Längenwachstums der Röhrenknochen durch elektrischen Strom

Eigene frühere Versuche zur Stimulierung des Längenwachstums von Femur und Tibia von Kaninchen durch Einwirkung von Thyratronimpulsen und induktivem Wechselstrom erfolgten in der oben beschriebenen Anordnung. Wir konnten mit dieser Methode Stromstärken bis zu 3,6 µA an die Wachstumszonen heranführen. Trotz zahlreicher Modifikationen der Spulenformen und Elektrodenanordnung konnte eine signifikante Längenzunahme nicht gemessen werden. Die Längsdurchflutung der Epiphysenplatte mit Batteriegleichstrom erfolgte über voneinander unabhängigen Platin-Iridium-Elektroden, die mit feinen Nähten

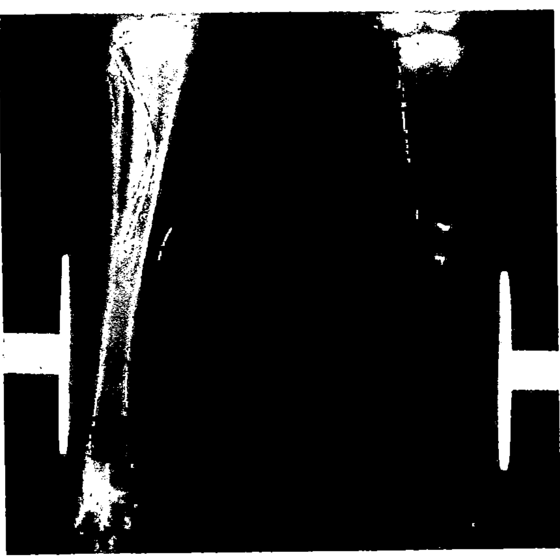

Abb. 20. Teleröntgenographische Aufnahme der Kaninchentibiae auf dem Meßtisch

am Periost befestigt wurden. Für die Gleichstromversuche am Tibiaschaft blieb die Versuchsanordnung unverändert wie bei der endostalen Knochenbildung. Unmittelbar nach jeder Operation kontrollierten wir den Sitz der Elektroden im Röntgenbild.

Die Verlaufskontrolle bei den Tibia-Stimulierungsversuchen erfolgte teleröntgenographisch (Elo) (Abb. 20). Dabei ergab sich ein Meßfehler von 0,2 mm.

Nach Abschluß der Versuchszeit wurden die Tiere getötet, die Femora und Tibiae ausgelöst, bei einem Röhrenabstand von 2 m geröngt und danach mit der Schublehre gemessen. Zwischen der Messung des Röntgenbildes post exitum und der mit der Schublehre lag der Meßfehler bei max. 0,1 mm. Es wurden jeweils 3 Messungen vorgenommen und daraus das arithmetische Mittel gebildet. Vergleichsmessungen erfolgten zur Feststellung des mittleren Unterschiedes zwischen rechtem und linkem Femur an 8 Tieren; bei Tieren im Alter von 5—20 Wochen und absoluten Femurlängen zwischen 46 und 93 mm betrug der mittlere Unterschied 0,03 mm. An den 6 gemessenen Tibia-Vergleichspaaren von Tieren im Alter von 5—20 Wochen bei Tibialängen zwischen 85 und 96 mm betrug der mittlere Unterschied ebenfalls 0,03 mm (Serie 1 a).

Kontrollserie 1 b ergab das Maß der Wachstumsstimulierung durch die operative Manipulation an der distalen Femurepiphyse, Kontrollserie 1 c

Tabelle 10. *Serie 2a: Batterie-Gleichstrom — 15 µA, Kathode in der Epiphyse, Anode im Schaft*

Nr.	Alter (Wochen)	Dauer (Wochen)	Länge (mm)		Differenz (mm)
			re.	li.	
103	4	8	ƒ 86,4	86,4	0,0
104	4	8	ƒ 87,5	86,9	+1,6
106	4	8	ƒ 80,0	80,1	−0,1
112	4	8	ƒ 87,6	87,4	+0,2
				$x = 0,42$	

Tabelle 11. *Serie 2b: Batterie-Gleichstrom 35—38 µA, Kathode in der Epiphyse, Anode im Schaft*

Nr.	Alter (Wochen)	Dauer (Wochen)	Länge (mm)		Differenz (mm)
			re.	li.	
134	16	8	105,0	101,2	+3,8
218	10	8	106,5	103,0	+3,6
240	18	8	94,5	98,1	+3,6
253	15	8	103,7	100,2	+3,5
258	20	8	104,3	107,8	+3,5

die Wachstumsstimulierung durch Einpflanzen von Leerelektroden. Die mittlere Beschleunigung des Wachstums durch die operative Manipulation beträgt 0,2 mm, durch die Elektrodenimplantation 0,43 mm.

Die Ergebnisse der Durchflutung der distalen Femurepiphyse mit Gleichstrom von 15 µA (Serie 2a) waren enttäuschend (Tabelle 10). Die Kathode wurde in die Epiphyse eingepflanzt, die Anode im Abstand von 1 cm in den Schaft. Die Längenzunahme nach 8 Wochen betrug im Mittel nur 0,42 mm. Sie liegt damit unter der unspezifischen Reizwirkung der Elektrodenimplantation. Aus diesen Ergebnissen und den Ergebnissen bei der Thyratron- und Wechselstrominduktion ist zu schließen: Bei der Einführung von Elektroden in die sehr empfindliche Epiphyse scheint die zerstörende Wirkung die anregende oder produktive Wirkung des elektrischen Stroms zu übertreffen. Außerdem läßt sich durch direktes Einbringen von Elektroden in die Epiphyse ein Epiphysiodeseneffekt nicht mit Sicherheit verhindern. Deshalb führten wir Platin-Iridium-Elektroden im Abstand von 1 cm in die Markhöhle der Tibia in Schaftmitte ein, die Vergleichsseite erhielt Leerelektroden. Es wurden 5 Kaninchen im Alter von 6 Wochen über 2 Monate mit 35 µA Gleichstrom behandelt. Teils wurde die Anode, teils die Kathode proximal angebracht.

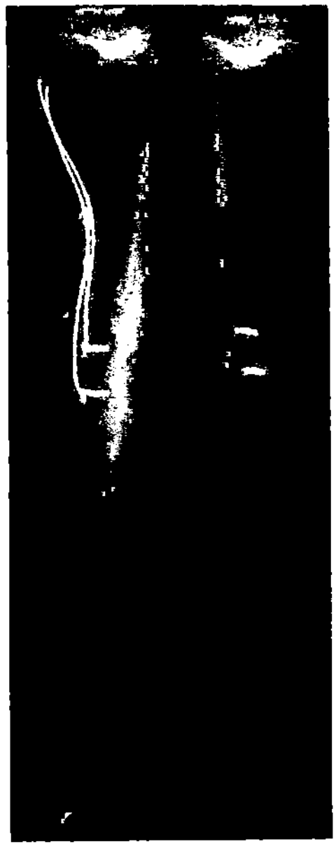

Abb. 21. Längen- und Dickenzunahme des Knochens durch Gleichstrom von 35 µA.
Nr. 218

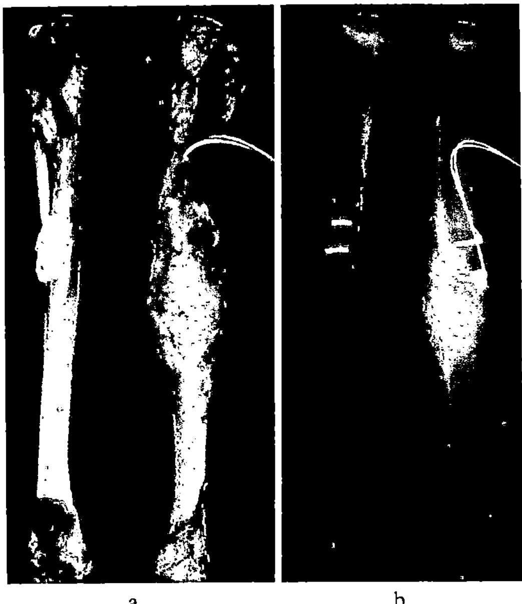

a   b

Abb. 22a u. b. Längen- und Dickenzunahme durch Gleichstrom von 35 µA. Nr. 240

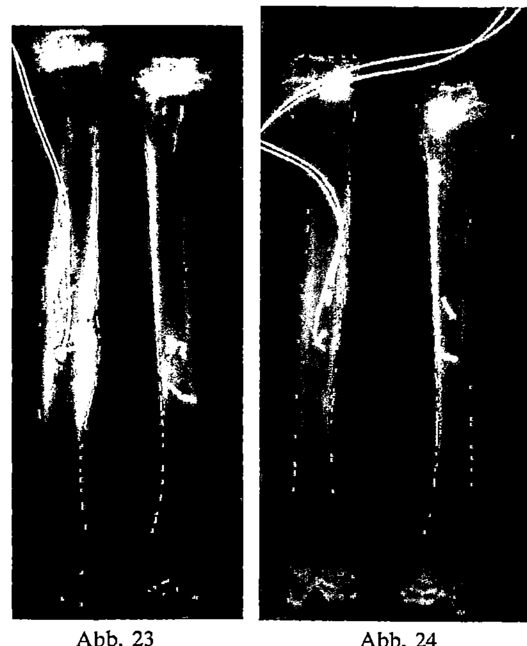

Abb. 23   Abb. 24

Abb. 23. Längen- und Dickenzunahme durch Gleichstrom von 35 µA. Nr. 253

Abb. 24. Erhebliche Längenzunahme durch Gleichstrom von 35 µA. Nr. 258

Bei allen 5 Versuchstieren gelang es, eine Längenzunahme um 3−4 mm zugunsten der durchströmten Seite zu erzielen (Tabelle 11). Auch kam es zu einer erheblichen Zunahme der Knochendicke im Strombereich, die überwiegend durch periostales appositionelles Wachstum bedingt war (Abb. 21, 22a u. b, 23, 24).

Die histologische Untersuchung der Markhöhle ergab eine Destruktion an der Anode und massive endostale Spongiosabildung an der Kathode. Damit ist es zum ersten Mal gelungen, durch über längere Zeit konstant gehaltene Gleichstrombeeinflussung eines Röhrenknochens eine signifikante Beschleunigung des Längenwachstums zu erzielen.

D. Beschleunigung der knöchernen Heilung von Osteotomien

a) Bisherige Erfahrungen

Seit Barcroft, Bonnar und Edholm (1937), Küntscher (1955), Block (1956), Geiser (1963) und L. Boehler (1967) feststellten, daß es weder mit

Vitaminen, Hormonen noch Medikamenten gelinge, die knöcherne Heilung von Frakturen zu beschleunigen, sind wieder zahlreiche Mitteilungen über Methoden veröffentlicht worden, die Callusbildung zu fördern.

So berichten Lindholm, Lindholm und Paasimäky über eine Beschleunigung der Frakturheilung durch eine Kombination von Wachstumshormon und Thyreotropin. Udupa und Gupta fanden, daß Wachstumshormone die direkte Transformation neu geformter Kollagenfasern im Knochen fördern. Die Verabreichung von Thyroxin bewirkte die vermehrte Bildung von Knorpel im initialen Callus: Durch Kombination des Wachstumshormons und des Thyroxins komme somit eine Beschleunigung der Callusbildung zustande. Sie berichten auch über eine beschleunigte Verknöcherung durch Verabreichung von Oestrogen, kombiniert mit Dianabol, und somit einer Verkürzung der knöchernen Heilung von Frakturen.

Marutio wies an Radiusfrakturen von Kaninchen nach, daß Testosteron-Propionat zur Förderung der Callusbildung führt, während Cortison-derivate dieselbe hemmen.

Nach Udupa und Singh bewirkt Methandrostenolon eine schnellere Mineralisierung des Frakturcallus. Janec beschleunigte an weißen Ratten die Mineralisierung des Callus mit Superanabol.

Dieses Präparat hatte außerdem eine stimulierende Wirkung auf die Osteoblasten und unterstützte die Bildung der organischen Knochen-matrix.

Lindholm, Lindholm und Liukko fanden eine Verlangsamung der Frakturheilung durch Hydrocortison.

Dagegen beobachteten De Ponti und Baccari, daß bei verzögerter Bruchheilung Cortison dann die Heilung beschleunigte, wenn die Globulinfraktion angestiegen und die Albuminfraktion vermindert war.

Singh und Udupta wiesen nach, daß Frakturen bei Ratten unter Insulinbehandlung schneller heilten. Sie führen dies auf den anabolen und wachstumssteigernden Effekt des Hormons zurück.

Belous und Pankov induzierten durch Ribonucleinsäure die spezifischen Prozesse der Differenzierung der osteogenetischen Elemente und brachten damit Knochendefekte an Kaninchen-Speichenknochen schneller zum Abheilen.

Homologe Ribonucleinsäuren accelerierten auch bei Ratten die Frakturheilung. Hochkonzentrierte Ribonucleinsäure übte einen hemmenden Effekt aus. Zusätzliche Beschallung mit Ultraschall brachte keine Beschleunigung der knöchernen Heilung (Belous, Pankov, Gusokava, Savenko und Timoschenko).

Mastrorilli konnte mit Dimethazine, einem synthetischen Steroid, eine Beschleunigung der Konsolidierung von Frakturen an Menschen erzielen.

Durch Amino-Acetonitril wurde die Proliferation von osteogenetischen Zellen angeregt und so bei Ratten die Regeneration nach Rippenresektion acceleriert (Allen und Harrison).

Die Heilung experimenteller Frakturen an der Rattentibia wurde durch N-Acethylaminhexanoiosäure vorangetrieben. Der untersuchte Callus war reicher an Mucopolysacchariden, Kollagen und alkalischer Phosphatase (Flandre, Damon, Secchi, Peillex und Antoine).

Zu ähnlichen Ergebnissen kamen Nosny, Caron, Nosny, Gindrey *et al.* bei der Osteogenese nach Fraktur der Hunde-Ulna.

Mit Adenosintriphosphorsäure und Phosphocreatin erzielte Fantato bei Kaninchen eine schnellere Frakturheilung, die er auf eine Förderung der Transphosphorilierung zurückführte. Földes erreichte mit Phosphatestern eine raschere Callusbildung an frakturierten Rattenfemora. Zu ähnlichen Ergebnissen kamen Bethge und Altenähr mit der intrafrakturären Injektion von alkalischer Phosphatase bei Unterschenkelbrüchen von Kaninchen. Bethge beeinflußte die Frakturheilung durch Bleiacetat positiv.

Mit einem Gesamtknochenextrakt (Ossopan) riefen Millst, Davis und Broadhurst bei Menschen über 55 Jahren eine Beschleunigung der knöchernen Heilung von Tibia- und Fibulafrakturen hervor. Colago, Benfer, Struck und Hernandez-Richter brachten mit Kollagen Defekte in Rattentibiae und Hunderippen schneller zum Verschluß. Chondroitinsulfat bewirkte eine raschere Bildung von Knochen im Zahnlager von Hunden nach Extraktion von Zähnen (Moss, Krüger und Reynolds). Curri und Campailla stimulierten durch direkte Infiltration von Hyaluronsäure in Knochendefekte an Ratten die chondroosteoplastische Differenzierung. Mazhuga und Batyuk injizierten Zellen aus osteogenetischen Wachstumszonen an Tiere mit frakturierten Knochen und konstatierten, daß geringe Dosen dieser Antigene die Knochenbildung beträchtlich anregten. Bedacht stimulierte die Frakturheilung von Röhrenknochen durch Kollagen.

Vitamin A in niedriger Dosierung bewirkte eine Beschleunigung der Callusbildung an Frakturen von Albinoratten (Udupa und Gupta).

Niinikoski, Penttinen und Kulonen brachten durch hyperbaren Sauerstoff die Frakturheilung bei Ratten voran.

Eierschalenfutter verwendeten Lelkes und Meszaros mit Erfolg. Tarsoly und Tomory füllten eine Mischung von Eierschalenpulver und sterilisiertem Gips in die Knochendefekte an Hundeschienbein und -femur und konnten diese damit schneller zum knöchernen Verschluß bringen.

Bornemisza und Bako erzielten ähnliche Effekte mit Polymethylmetacrylat.

Keinen Unterschied in der Wirkung von Eierschalengips und Methylmetacrylat fanden Schumacher und Wischhusen.

Die Injektion von Dondren brachte keine Beschleunigung der Callusbildung an Kaninchentibien (Knoch und Kramer). Interessant ist auch eine Beobachtung von Woytalik, der durch Antibiotica (Streptomycin, Oxytetracyklin u.a.) eine deutliche Verlangsamung der Callusbildung bewirkte.

Pipino und Simone nehmen an, daß eine Kaliumüberschußdiät bei Patienten mit Frakturen von Vorteil sei. Prasad, Sankaran und Deshpande prüften einen Extrakt aus Uraria picta. Knoch berichtete, daß durch Ultraschallbehandlung eine bessere Differenzierung des Frakturcallus an der Kaninchentibia hervorgerufen werden könne.

Wie bereits angedeutet, konnten Lávine, Pawluck und Bassett Knochendefekte durch Strom aus subcutan·implantierten Batterien schneller zum Verschluß bringen. Cieszynski berichtete über eine Beschleunigung der Frakturheilung durch von außen angelegte elektrische Felder. Ein Beweis für die fördernde Wirkung elektrischer Ströme auf die Knochenbruchheilung war jedoch bisher noch nicht erbracht.

b) Eigene Versuche zur Beschleunigung der Callusbildung durch elektrischen Strom

1. Herstellung von seitengleichen Osteotomien

Die Voraussetzung für die Prüfung eines Verfahrens zur Beschleunigung der Callusbildung ist die Herstellung von seitengleichen Osteotomien, die auch in gleicher Weise durch eine belastungsstabile Osteosynthese fixiert werden können, so daß zu erwarten ist, ceteris paribus, daß in einem bestimmten Zeitintervall beide Osteotomien in gleichem Maße knöchern fest werden. Nur ein Rechts-Links-Vergleich an einem Individuum ermöglicht quantitative Aussagen über vermehrte oder verringerte Festigkeit einer Fraktur. Quantitative Vergleiche der Frakturfestigkeit zwischen verschiedenen Individuen einer Species haben nur geringen Aussagewert. Unsere Methode der Elektrodenanordnung zur Längsdurchströmung des Knochens erfordert einen äußeren Kraftträger zur Fixierung der Knochenfragmente. Für diesen Zweck bot sich die Drittelrohrplatte der Schweizer A.O. mit 4–6 Löchern an. Wir wählten zur Fixierung der Platte an den Knochen aber die kleinere 2,7 mm dicke Corticalisschraube, da die Kaninchenröhrenknochen durch das Einbohren der dickeren Schrauben leicht zum Bersten gebracht werden. Später verwendeten wir Kunststoffplatten zur Osteosynthese.

Die Versuche wurden an Kaninchentibiae vorgenommen, da hier die Corticalis dicker als am Femur ist und die Schraube somit mit mehreren Schraubengängen besseren Halt gewinnt (Vorversuche hatten gezeigt, daß es bei Osteotomien an den Femora von Kaninchen leicht zum Abbrechen des Knochens und zum Ausreißen der Schrauben kommt).

Die Dauer des Versuchs wurde auf 3−4 Wochen angesetzt. Dies aus zwei Gründen:

Einmal hatten die Versuche gezeigt, daß die maximale endostale Elektrocallusbildung nach 3 Wochen eingetreten ist.

Zum anderen wird die Fraktur der Kaninchentibia im Gipsverband nach 3 Wochen knöchern fest.

Beschreibung der Operation. Das Kaninchen wird in Rückenlage mit gestreckten Extremitäten auf dem Operationsbrett festgeschnallt. Die Enthaarung der Unterschenkel erfolgt mit Pilka, das mit feuchter Watte abgewaschen wird (dieses Verfahren ist sehr hautschonend). Desinfizieren der Haut mit zweimaliger Merfenwaschung, steriles Abdecken mit Schlitztüchern und Tuchklemmen. Die Narkose erfolgt mit Pentothal i.v. oder Thalamonal i.m.

Der Hautschnitt wird entlang der vorderen Tibiakante gelegt, Ablösen der Muskulatur und Umfahren der Tibia in Schaftmitte am Ansatz der Fibula mit einer runden Kochersonde. Das Periost wird dabei erhalten. Nun wird die Drittelrohrplatte an der Außenseite der Tibia angeschraubt. Die Bohrlöcher in der proximalen Hälfte der Platte werden proximal an den ovalen Löchern, in der distalen Hälfte der Platte distal an den ovalen Löchern gebohrt, und zwar exakt senkrecht zur Platte und zum Schaft. Dies wird dadurch erleichtert, daß der erste Gewindeschneider proximal in situ belassen wird, so daß die zweite Bohrung am distalsten Loch − in ihrer Richtung parallel zum ersten Gewindeschneider − erfolgen kann. Nach dem Eindrehen des zweiten Gewindeschneiders ist die Platte fixiert, und die weiteren Bohrungen können zwischen den beiden Gewindeschneidern sicher parallel hierzu erfolgen. Anschließend wird die Platte abgeschraubt, nachdem in der Mitte zwischen beiden mittleren Löchern die Markierung der späteren Osteotomie festgelegt wird. Deren Abstand vom Kniegelenksspalt ebenfalls gemessen wird.

Die Gewinde werden fertiggeschnitten, dann erfolgt die Querosteotomie der Tibia senkrecht zum Schaft. Hierfür wird eine Laubsäge mit Holzsägeblatt der Stärke 0 gewählt. Für jede Osteotomie wird ein neues Blatt genommen. Durch das Sägen mit der Laubsäge tritt keine Erwärmung des Knochens ein, der Osteotomiespalt bleibt schmal.

Nach Durchtrennung des Knochens wird die Platte wieder angeschraubt, durch vollständiges Eindrehen der nachgefeilten Schrauben in die ovalen

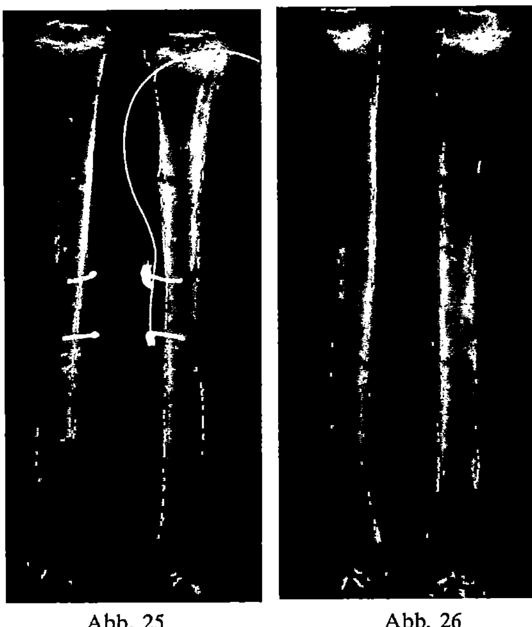

Abb. 25   Abb. 26

Abb. 25. Röntgenkontrolle der Tibia nach Abschrauben der Osteosyntheseplatten (Längselektroden)

Abb. 26. Kaninchentibiae: Zustand nach Abnahme der Osteosyntheseplatten und Elektroden. Links: Stromseite (d.h. auf dem Bild rechts)

Löcher werden die Fragmente einander genähert und kommen schließlich unter Druck. Danach werden proximal und distal vom Osteotomiespalt senkrecht zur Osteosyntheseplatte mit einem Uhrmacherspiralbohrer senkrecht zum Schaft 2 Bohrlöcher im Durchmesser 0,6 mm angelegt, in die die oben beschriebenen Elektroden versenkt werden.

Andere Elektrodenanordnungen werden bei den einzelnen Versuchsserien beschrieben.

Das Durchführen der Litzen und die Fixierung der Einheit am Rücken erfolgen wie geschildert. Die Wunde wird in 2 Schichten mit fortlaufender Naht geschlossen. Nobecutan-Spray, kein Verband.

Auf der anderen Seite erfolgt die Prozedur in gleicher Weise. Hier werden Leerelektroden eingeführt. Es wird in ständigem Wechsel einmal zuerst die rechte, dann die linke Seite operiert. Eine Röntgenkontrolle erfolgt nach der Operation.

Die Tiere stehen nach der Operation auf und laufen herum. Sie werden in Einzelkäfige verbracht.

4*

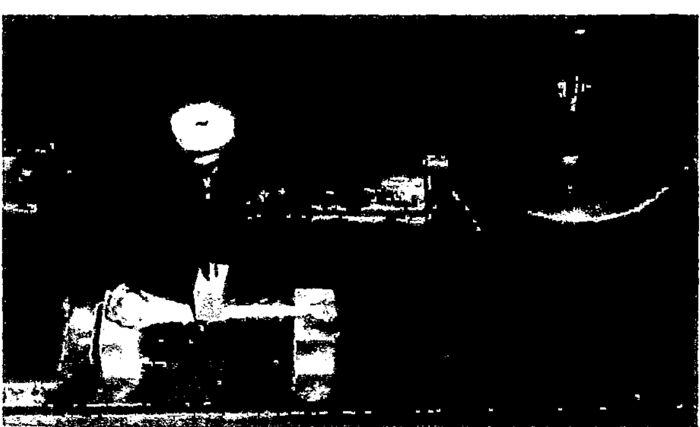

Abb. 27. Messung der Bruchfestigkeit: Die Pelotte liegt genau in Höhe des Osteotomiespaltes

Die Stromstärke wird täglich gemessen und — wenn nötig — nachreguliert.

Nach 3 Wochen werden die Tiere durch eine Überdosis Pentothal i.v.
getötet. Die ausgelösten Tibiae werden mit und ohne Osteotomieplatten
geröntgt (Abb. 25, 26).

2. Prüfung der Belastbarkeit

Wir wählten hierfür die einfache Querdurchtrennung der Tibia durch
zunehmende Belastung (Abb. 27) (Hermann, Trojan, Lettin). Dabei erfolgt das rhythmische Verschieben der Gewichte unter Kontrolle eines
Metronoms. Meßversuche an intakten Röhrenknochen von Kaninchen
zeigten die Zuverlässigkeit der Messung. Bei 12 Messungen ergab sich
eine Differenz der Belastbarkeit zwischen rechts und links von höchstens
0,1 kg. Dies entspricht einem Sigma von 0,0853.

In einer Kontrollserie ohne Strom führten wir die beidseitige Tibiaosteotomie bei 13 Tieren durch. Die höchste Seitendifferenz betrug
0,4 kg, der mittlere Unterschied 0,2 kg bei einem Sigma von 0,214
(Tabelle 12).

Die Fehlerbreite liegt demnach knapp über der Fehlerbreite der einfachen
Meßmethode. Es zeigt sich eine beträchtliche Schwankung der absoluten
Werte der Belastbarkeit nach 3 Wochen, obwohl es sich um Tiere von
2—2,5 kg Gewicht im Alter von 20—30 Wochen handelte.

3. Szintigraphische Kontrolle der Callusbildung

Die Beurteilung des Fortschreitens der Callusbildung bei Frakturen und
Osteotomien, die stabil osteosynthetisiert sind, ist schwierig, da das Röntgenbild meist nicht genügend Aufschluß gibt. Wir kontrollierten deshalb

Tabelle 12. *Nullserie. Tibiaosteotomien beidseitig ohne Stromeinwirkung*

Nr.	Alter (Wochen)	Gewicht (g)	Litze	Belastbarkeit (kpd)		Differenz	
				re.	li.	in kpd	in %
133	20	2 500	re.	2,7	2,8	0,1	3,5
152	15	2 000	re.	1,8	2,0	0,2	10
153	16	2 000	li.	2,6	2,8	0,2	7,1
154	16	2 000	re.	3,4	3,0	0,4	11,8
155	16	2 000	re.	2,8	3,0	0,2	6,6
156	16	2 000	li.	3,2	2,4	0,8	25,0
157	20	2 500	li.	6,8	6,6	0,2	2,9
158	20	2 500	re.	4,5	4,1	0,4	8,8
159	16	2 000	li.	7,4	7,5	0,1	1,3
160	20	2 500	re.	2,2	2,0	0,2	9,1
162	20	2 500	li.	10,7	10,4	0,3	2,8
227	12	1 500	re.	5,2	5,2	0,0	0
235	20	2 000	li.	5,4	5,3	0,1	1,8
						$x = 0,254$	$x = 6,3\%$

zusätzlich den Verlauf der Mineralisierung des Callus durch Sr 87-m-Szintigraphie. Nach Stark steigt die Retentionsfähigkeit des Knochens für Erdalkalien mit Zunahme des Atomgewichts in der Reihe Ca, Sr, Ba, Ra. Sr wird aber weitgehend ähnlich an Stelle von Ca in den Mineralisierungsprozeß eingebaut, so daß (Grebe, Schirmer, Bosnar und Kraus) mit den Gammastrahlern Sr 85 und Sr. 87-m Frakturen und Osteotomien in ihrem Umbau und ihrer Callusbildung szintigraphisch verfolgt werden können (Stark, Frey u. Mitarb., Grebe u. Mitarb., Fueger u. Mitarb.).

An Tibiafrakturen von Kaninchen zeigte sich, daß bei regulärer Callusbildung eine Woche nach der Fraktur die Strontium-Anreicherung beginnt, die 3 Wochen nach der Fraktur ihren Höhepunkt gewinnt, um danach allmählich abzufallen. Eine diffuse Anreicherung des Isotops, die über diese Zeit hinaus erhalten bleibt, zeigt Verzögerungen in der Callusbildung an. Für die Verlaufskontrolle bei der Callusbildung wird Sr 87-m bevorzugt. Einmal bestehen hinsichtlich der Darstellung der Umbauzone zwischen Sr 85 und Sr 87-m keine wesentlichen Unterschiede, zum anderen aber bringt Sr 87-m erhebliche Vorteile bei der Anwendung. Die Strahlenbelastung beim Nuklid Sr 87-m mit einer Halbwertzeit von 2,8 Std liegt wesentlich niedriger als bei dem langlebigeren Sr 85 (T 1/2 = 65 Tage). Auch können infolge der erheblich höheren Impulsraten bei Sr 87-m die Messungen schon 15 min nach der Injektion beginnen. Die Untersuchungen können wegen der geringen Strahlenbelastung und des raschen Intensitätsabfalls in kurzen Abständen auch bei jugendlichen Individuen wiederholt werden (Bessler, Frey, Myers).

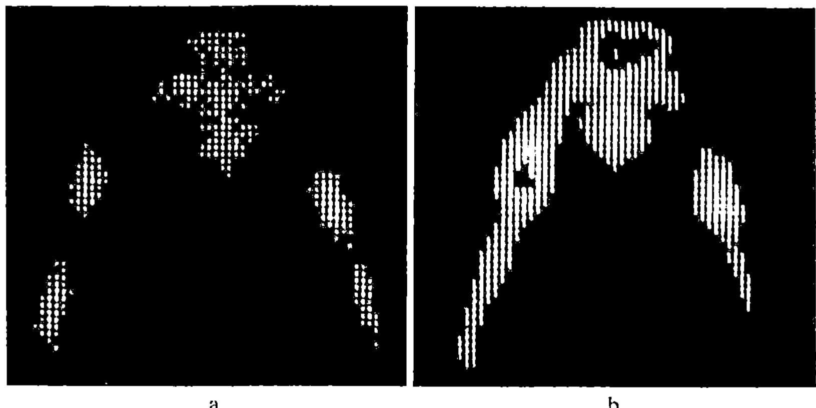

Abb. 28. a Sr-87 m Szintigramm der Hinterläufe eines Kaninchens. Tibiaosteotomie
bds. ohne Strom, gleiche Impulsraten über beiden Seiten. b Sr-87 m Szintigramm der
Hinterläufe eines Kaninchens. Tibiaosteotomie bds. Linke Seite unter Gleichstrom
von 10 µA, hier Aktivität erhöht

Wir injizierten entsprechend den Angaben von Bessler 0,2—0,8 mC
Sr 87-m in die Ohrvene von Kaninchen 5—28 Tage nach der Tibia-
Osteotomie. Die Registrierung der Gamma-Strahlen erfolgte mit dem
Multidetektor-Scanner. Dabei wurde das narkotisierte Tier in Rückenlage mit streng symmetrisch festgeschnallten hinteren Extremitäten gemessen. Die Aufzeichnungen erfolgten über 15—120 min post injec-
tionem. An 6 Fällen konnten wir zeigen, daß eine Erhöhung der Impuls-
rate über der unter Gleichstrom stehenden Osteotomie zwischen dem
7. und 28. Tage kombiniert war mit einer erhöhten knöchernen Festigkeit
im Biegungsversuch. War dagegen im Szintigramm kein Seitenunterschied
feststellbar (sei es, daß der Strom ausgefallen war, sei es im Kontrollver-
such ohne Durchströmung), so ergab auch die Festigkeitsprobe keinen
Seitenunterschied. Die mit einer dem Multidetektor angeschlossenen
Kernspeicheranlage durchgeführten Funktionsuntersuchungen sprechen
ebenfalls dafür, daß eine positive Relation zwischen der Sr 87-m-An-
reicherung und der Beschleunigung der Callusbildung unter dem Einfluß
des elektrischen Stroms besteht (Weigert, Venohr und Werhahn)
(Abb. 28a u. b).

Die Untersuchungen von Hambury u. Mitarb., die versuchten, die
Elektrocallusbildung nach Implantation von Batterieeinheiten am Kaninchen durch postmortale Sr 85-Szintigraphie nachzuweisen, brachten
weniger eindrucksvolle Ergebnisse.

Dieser Unterschied zu unseren Ergebnissen ist dadurch zu erklären, daß
wir an lebenden Knochen mit Sr 87-m szintigraphieren und die Unter-

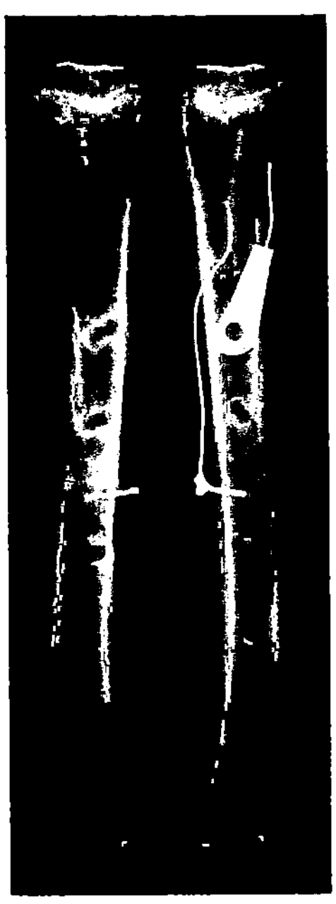

Abb. 29. Kaninchentibiae bds. osteotomiert. Kathode distal vom Spalt, Anode an der Osteosyntheseplatte mit Lasche befestigt

suchung über 2 Std unter dem Multidetektor-Scanner vornehmen, wodurch die zeitliche Anreicherung registriert wird.

*4. Gleichstromeinwirkung auf osteotomierte Tibien von Kaninchen
(Metallplattenosteosynthesen, „Längselektroden")*

In den Serien 1—7 wurden die Elektroden zu beiden Seiten des Osteotomiespaltes angebracht. Sie hatten einen Abstand von 5 mm vom Spalt, und zwar führten wir die Bohrung parallel den Schraubenkanälen senkrecht auf die Osteosyntheseplatte zu, ohne die der Platte anliegende Corticalis zu verletzen. Bei dieser Anordnung bleibt der Abstand der Elektroden von den einander benachbarten Schrauben möglichst groß, so daß ein Stromfluß über den Osteotomiespalt gewährleistet wird.

Serie 1:   1— 5 µA (Gleichstrom)
Serie 2:   5—10 „   „
Serie 3:   10—15 „   „
Serie 4:   15—20 „   „
Serie 5:   20—25 „   „
Serie 6:   25—40 „   „

Tabelle 13. *Tibiaosteotomien, Gleichstrombeeinflussung (Strom vom 1.—21. Tag)*
Serie 1: Längselektroden 1—5 µA

Nr.	Alter (Wochen)	Ge-wicht (g)	Strom (µA)	Seite	Ka-thode	Belast-barkeit (kpd)		Differenz	
						re.	li.	in kpd	in %
194	20	2000	3	li.	distal	6,1	7,1	+1,0	+14
196	20	2000	2,5	li.	distal	5,0	5,5	+0,5	+ 9
197	20	2500	3,5	li.	distal	3,2	4,8	+1,6	+33
198	20	2000	1,5	li.	distal	0,9	2,0	+1,1	+55
212	25	3000	2,0	re.	distal	4,0	2,0	+2,0	+50
225	20	2500	1,5	li.	distal	2,8	1,3	−1,5	−54
								$x = 0,78$	$x = 18\%$

Serie 1: Gleichstrom von 1—5 µA (Tabelle 13). 6 Tiere sind auszuwerten, die bei Versuchsbeginn im Alter von 20—25 Wochen waren.

Die absoluten Werte der Belastbarkeit schwanken zwischen 1,3 und 7,1 kg, die Differenz zwischen −1,5 und +2,0 kg.

Bei 5 Tieren lag eine Beschleunigung, bei einem Tier eine Verlangsamung der Frakturheilung vor. Dies entspricht einer positiven Beeinflussung der Callusbildung in 84%. Der Mittelwert der Mehrbelastbarkeit liegt bei 0,78 kg. Berechnet man die Differenz der Belastbarkeit in Prozenten der jeweils größeren der beiden Werte, um so unabhängig von stark schwankenden absoluten Belastbarkeitswerten zu werden, und bildet dann den arithmetischen Mittelwert der in Prozenten ausgedrückten Differenz, die in der Tabelle ganz rechts stehen, so erhalten wir für die erste Serie 18%. Es liegen somit beide Werte über dem Vergleichswert $\bar{x} = 0,254$ und $x_\% = 6,3$ der 0-Serie, und zwar um etwa das Dreifache der Beträge.

Serie 2: Gleichstrom zwischen 5 und 10 µA (Tabelle 14). 6 auswertbare Tiere im Alter zwischen 16 und 30 Wochen. Die absoluten Werte der Belastbarkeit lagen zwischen 0,6 und 5,5 kg, die Differenzen zwischen −2,5 und +2,5. Den 5 positiv beeinflußten Fällen steht ein negativ beeinflußter gegenüber. Dies entspricht in Prozentzahlen einem Verhältnis von 84:16. Die Mittelwerte der absoluten Differenzen und prozentualen Differenzen liegen mit 0,8 und 34% wieder um ein Mehrfaches über den Vergleichswerten der 0-Serie.

Serie 3: Gleichstrom von 10—15 µA (Tabelle 15). 15 Tiere zwischen 16 und 30 Wochen alt konnten ausgewertet werden. Die absolute Belastbarkeit reichte von 1—14 kg, die Differenzen von −2,0 bis +2,5. 9 positiv beeinflußten stehen ein gleichgebliebener und 4 verlangsamte Fälle gegenüber, entsprechend einem Prozentverhältnis von 60:13:27

Tabelle 14. *Tibiaosteotomien, Gleichstrombeeinflussung (Strom vom 1.—21. Tag)*
Serie 2: Längselektroden 5—10 μA

Nr.	Alter (Wochen)	Ge-wicht (g)	Strom (μA)	Seite	Ka-thode	Belast-barkeit (kpd)		Differenz	
						re.	li.	in kpd	in %
29	26	3000	10	re.	prox.	5,0	3,5	+1,5	+30
33	30	3000	6	re.	prox.	2,4	0,6	+1,8	+75
105	20	2500	10	re.	prox.	3,5	2,5	+1,0	+28
116	24	2500	10	re.	distal	4,5	2,6	+1,9	+42
176	16	2750	10	li.	distal	1,4	2,5	+1,1	+73
151	20	2000	10	li.	distal	5,5	3,0	−2,5	−45
								$x = 0{,}8$	$x = 34\%$

Tabelle 15. *Tibiaosteotomien, Gleichstrombeeinflussung (Strom vom 1.—21. Tag).*
Serie 3: Längselektroden 10—15 μA

Nr.	Alter (Woche)	Ge-wicht (g)	Strom (μA)	Seite	Ka-thode	Belast-barkeit (kpd)		Differenz	
						re.	li.	in kpd	in %
16	27	2500	13,5	re.	distal	5,2	3,8	+1,4	+27
86	30	4000	15	re.	distal	14,0	12,0	+2,0	+14
88	26	5000	15	re.	distal	2,0	1,0	+1	+50
57	20	2000	13	re.	prox.	4,8	2,0	+2,8	+58
102	26	3000	15	re.	distal	2,4	1,4	+1,0	+42
117	16	2000	14	li.	distal	2,5	3,8	+1,3	+34
171	24	2500	12	li.	distal	5,5	7,0	+1,5	+21
174	16	2000	12	li.	distal	2,4	4,5	+2,1	+47
177	16	1500	11	li.	distal	3,1	3,9	+0,8	+21
107	20	2000	10	re.	distal	3,0	3,0	0,0	0
115	24	3000	11	re.	distal	3,2	3,2	0,0	0
99	22	2000	15	re.	prox.	1,5	2,5	−1,0	−40
101	26	3000	15	re.	distal	3,7	5,7	−2,0	−35
170	20	2500	12	li.	distal	2,6	1,8	−0,8	−31
172	16	2000	12	li.	distal	3,8	2,0	−1,8	−47
								$x = 0{,}6$	$x = 11\%$

Der absolute Mittelwert beträgt 0,6, die prozentuale Beschleunigung 11%. Beide Werte liegen um das Zweifache über den 0-Werten.

Serie 4: Gleichstrom zwischen 15 und 20 μA (Tabelle 16). Hier schied eine größere Zahl von Tieren wegen Krankheit, Infektion und Brüchen aus, so daß nur 3 Fälle (Alter zwischen 16 und 24 Wochen) zur Bewertung übrigblieben, die alle 3 positiv beeinflußt wurden. Die absoluten Werte lagen zwischen 0,6 und 6,8 kg Belastbarkeit, die Differenzen

Tabelle 16. *Tibiaosteotomien, Gleichstrombeeinflussung (Strom vom 1.—21. Tag)*
Serie 4: Längselektroden 15—20 µA

Nr.	Alter (Woche)	Ge-wicht (g)	Strom (µA)	Seite	Ka-thode	Belast-barkeit (kpd)		Differenz	
						re.	li.	in kpd	in %
41	16	2000	24	re.	prox.	2,0	0,6	+1,4	+70
72	20	1550	20	re.	distal	6,8	3,3	+3,5	+51
114	24	2500	20	re.	distal	5,0	1,5	+3,5	+70
								$x=2,8$	$x=64\%$

Tabelle 17. *Tibiaosteotomien, Gleichstrombeeinflussung (Strom vom 1.—21. Tag)*
Serie: Längselektroden 20—25 µA

Nr.	Alter (Wochen)	Ge-wicht (g)	Strom	Seite	Ka-thode	Belast-barkeit (kpd)		Differenz	
						re.	li.	in kpd	in %
52	20	2500	25	re.	prox.	6,1	3,5	+2,6	+43
56	20	2000	22	re.	prox.	3,8	2,6	+1,2	+32
79	20	2500	25	re.	distal	1,5	2,2	−0,7	−32
81	30	3000	25	re.	distal	3,0	7,0	−4,0	−57
								$x=$	$x\%=$
								−0,2	−14

zwischen 1,4 und 3,5, entsprechend einem arithmetischen Mittel von 2,8 kg und einem prozentualen Mittelwert von 64.

Serie 5: Gleichstrom zwischen 20 und 25 µA (Tabelle 17). 4 Tiere konnten verwertet werden. Sie waren bei Versuchsbeginn zwischen 20 und 30 Wochen alt. Die Belastbarkeit lag zwischen 1,5 und 7,0 kg, die Differenzen zwischen −4,0 und +2,6. 2 positiv beeinflußte Fälle stehen 2 negativ beeinflußten gegenüber. Die Mittelwerte liegen mit −0,2 und −14% erheblich unter den 0-Werten.

Serie 6: Gleichstrom zwischen 35 und 40 µA (Tabelle 18). Auswertbar 5 Tiere (Alter 15−26 Wochen) bei einer absoluten Belastbarkeit zwischen 1,3 und 7,0 kg und Differenzen zwischen −3,7 und +0,7.

Hier stehen ebenfalls 2 positiven 1 gleich gebliebener und 2 negative Fälle gegenüber. Die Werte für das arithmetische Mittel = −1,0 und die prozentuale Beschleunigung = −8% zeigen die Zunahme der negativen Wirkung der steigenden Stromstärke.

Auffällig war bei Serie 5 und 6 eine beträchtliche grau-weißliche Verfärbung der Corticalishälfte, an der die Anode angebracht war, sowie

Tabelle 18. *Tibiaosteotomien, Gleichstrombeeinflussung (Strom vom 1.—21. Tag)*
Serie 6: Längselektroden, über 25 μA

Nr.	Alter (Wochen)	Ge-wicht (g)	Strom (μA)	Seite	Ka-thode	Belast-barkeit (kpd)		Differenz	
						re.	li.	in kpd	in %
50	15	2000	35	re.	prox.	2,7	2,0	+0,7	+26
70	20	2500	40	re.	distal	1,7	1,3	+0,4	+24
172	26	3500	35	re.	distal	2,4	2,4	0,0	0
67	26	3000	35	re.	distal	4,6	7,0	−2,4	−34
68	26	3000	40	re.	distal	6,4	2,6	−3,7	−58
								$x=$	$x\%=$
								−1,0	−8

Tabelle 19. *Tibiaosteotomien, pulsierender Gleichstrom von 1 Hertz (1.—21. Tag)*
Serie 7: Längselektroden 10—20 μA

Nr.	Alter (Wochen)	Ge-wicht (g)	Strom (μA)	Seite	Ka-thode	Belast-barkeit (kpd)		Differenz	
						re.	li.	in kpd	in %
111	20	2500	15	re.	distal	1,3	0,6	+0,7	+54
118	24	2500	15	re.	distal	4,3	3,5	+0,8	+19
120	25	3000	15	re.	distal	2,2	1,2	+1,0	+45
121	20	2500	10	re.	distal	4,0	3,5	+0,5	+13
122	20	2000	15	re.	distal	4,5	2,7	+1,8	+40
123	20	2000	20	re.	distal	4,7	3,8	+1,9	+40
163	16	2000	10	li.	distal	7,0	8,5	+1,5	+18
164	20	2000	15	li.	distal	2,2	2,8	+0,6	+21
167	16	1500	10	li.	distal	2,8	3,4	+0,6	+15
168	18	2000	10	li.	distal	0,7	1,2	+0,5	+43
161	16	2000	10	li.	distal	1,6	2,7	+1,1	+41
119	25	3000	15	re.	distal	2,0	2,0	0,0	0
								$x=0,91$	$x\%=29$

eine erhebliche Schwarzverfärbung des Marks an der Anodeneintritts-stelle, entsprechend einer histologisch nachweisbaren Nekrosebildung, während Spongiosa weder an Kathode noch Anode nachweisbar war.

Serie 7: Pulsierender Gleichstrom, Frequenz 1 Hertz, Stromstärke von 10—20 μA (Tabelle 19). Durch die Anwendung des pulsierenden Gleich-stroms beabsichtigen wir, den Vorgang, wie er bei intermittierender Be-lastung der Osteotomie während des Ganges abläuft, nachzuahmen.

12 Tiere wurden ausgewertet. Tiere im Alter von 16—25 Wochen zeigten Werte der Belastbarkeit zwischen 0,6 und 8,5 kg, Differenzen von 0 bis

Tabelle 20. *Tibiaosteotomien, Gleichstrombeeinflussung (Strom vom 1.—21. Tag)*
Serie 8: Platte positiv, Kathode im und am Spalt 1—5 µA

Nr.	Alter (Wochen)	Ge-wicht (g)	Strom (µA)	Seite	Ka-thode	Belast-barkeit (kpd)		Differenz	
						re.	li.	in kpd	in %
199	20	2000	1,5	li.	distal	1,1	1,6	+0,5	+31
200	20	2000	2,3	li.	distal	3,8	5,4	+1,6	+30
202	20	2000	2,0	li.	distal	0,6	1,2	+0,6	+50
203	20	2000	1,3	li.	distal	4,5	9,4	+4,9	+50
								$x=1,9$	$x\%=40$

1,9 kg. Bei 11 Tieren kam es zu einer Beschleunigung der Callusbildung, bei einem Tier war keine Differenz zu vermerken.

Dies entspricht in Prozentzahlen 92:8. Die Mittelwerte liegen bei 0,9 für die Differenz der absoluten Belastbarkeit und 29% für die pruzentuale Zunahme, damit deutlich über den Vergleichswerten der 0-Serie.

Gleichstromeinwirkung auf osteotomierte Tibien von Kaninchen (Osteosyntheseplatte: Anode, Kathode am Spalt). Da die Knochenbildung an der Anode geringer ist als an der Kathode, an der Anode Nekrosen und Osteolysen der Corticalis auftreten, versuchten wir, die positive osteogenetische Wirkung der Kathode auf den Osteotomiespalt zu konzentrieren und die negative Wirkung der Anode durch Verteilung über die ganze Osteosyntheseplatte abzuschwächen. Diese Anordnung produziert theoretisch die bei der Belastung auftretende Potentialverteilung, da die Osteosyntheseplatte an der Außenseite der Tibia, die bei Belastung unter Spannung, also damit unter Elektropositivität gerät, angebracht wird, während die Kathode, an der Innenseite der Osteotomie angebracht, der Elektronegativität an der Konkavseite unter der Belastung entspricht (Abb. 29).

Serie 8: Gleichstrom zwischen 1—5 µA (Tabelle 20). Sie umfaßt 4 Tiere im Alter von 20 Wochen, bei denen Werte zwischen 0,6 und 9,4 kg an absoluter Belastbarkeit gemessen wurden. Die Differenzen reichten von 0,5—4,9 kg. Bei allen 4 Tieren war das Ergebnis positiv; das arithmetische Mittel lag mit 1,9 um das nahezu Achtfache, der prozentuale Mittelwert mit 40% um das Siebenfache über den 0-Werten.

Serie 9: Gleichstrom zwischen 5 und 10 µA (Tabelle 21). 4 Tiere wurden bewertet (Alter 18—22 Wochen). Absolute Belastbarkeit von 1,8—6,5 kg, Differenzen zwischen 0,4 und 3,4 kg.

Bei allen Tieren wurde ein positives Ergebnis erzielt. Die beiden Mittelwerte 1,42 kg und 29% liegen erheblich über den 0-Werten.

Tabelle 21. *Tibiaosteotomien, Gleichstrombeeinflussung (Strom vom 1.—21. Tag)*
Serie 9: Platte positiv, Kathode im und am Spalt, 5—10 µA

Nr.	Alter (Wochen)	Ge-wicht (g)	Strom (µA)	Seite	Ka-thode	Belast-barkeit (kpd)		Differenz	
						re.	li.	in kpd	in %
180	20	2000	6	li.	distal	2,5	2,9	+0,4	+14
181	18	1500	7	li.	distal	3,5	4,5	+1,0	+22
182	20	2000	8	li.	distal	5,6	6,5	+0,9	+14
192	22	2000	7	li.	distal	1,8	5,2	+3,4	+65
								$x=1{,}42$	$x\%=29$

Tabelle 22. *Tibiaosteotomien, Gleichstrombeeinflussung (Strom vom 1.—21. Tag)*
Serie 10: Platte positiv, Kathode im und am Spalt, 10—25 µA

Nr.	Alter (Wochen)	Ge-wicht (g)	Strom (µA)	Seite	Ka-thode	Belast-barkeit (kpd)		Differenz	
						re.	li.	in kpd	in %
128	30	3500	15	re.	distal	5,4	3,7	+1,7	+31
132	20	2000	20	re.	distal	2,2	1,7	+0,5	+22
131	20	2250	20	re.	distal	4,8	4,8	0,0	0
142	20	2500	20	re.	distal	2,0	2,2	−0,2	−9
145	22	1750	15	re.	distal	3,0	3,0	0,0	0
135	20	2500	20	re.	distal	2,3	3,3	−1,0	−30
146	22	2800	25	li.	distal	3,0	1,5	−1,5	−50
148	12	1400	15	li.	distal	2,1	1,5	−0,6	−29
								$x=$	$x\%=$
								−0,13	−8

Serie 10: Gleichstrom zwischen 10 und 25 µA (Tabelle 22). 8 Tiere im Alter von 12—30 Wochen wurden getestet. Die absolute Belastbarkeit lag zwischen 1,5 und 5,4 kg, die Differenzen zwischen −1,5 und +1,7 kg. 2 positiv beeinflußten stehen 2 unveränderte und 4 negative Fälle gegenüber. Dies entspricht einer prozentualen Verteilung von 25:25:50. Die Mittelwerte liegen mit −0,13 und −8% ungünstig. Die Wirkung der höheren Stromstärke ist als negativ anzusehen.

Serie 11: Pulsierender Gleichstrom von 1—10 µA (Tabelle 23). 9 Tiere waren verwertbar. Die absolute Belastbarkeit lag zwischen 0,6 und 5,7 kg, die Differenzen zwischen 0,2 und 2,1 kg. Alle Fälle wurden positiv beeinflußt. Das arithmetische Mittel der absoluten Differenzen beträgt 1,24, damit das Fünffache des 0-Wertes, der prozentuale Mittelwert 38%, das Sechsfache des 0-Wertes.

Tabelle 23. *Tibiaosteotomien, pulsierender Gleichstrom von 1 Hertz (Strom vom 1.—21. Tag*
Serie 11: Platte positiv, Kathode im oder am Spalt (1—10 µA)

Nr.	Alter (Wochen)	Ge-wicht (g)	Strom (µA)	Seite	Ka-thode	Belast-barkeit (kpd)		Differenz	
						re.	li.	in kpd	in %
208	16	2300	5	li.	distal	3,8	5,7	+1,9	+33
211	20	3000	5	li.	distal	1,1	2,5	+1,4	+56
213	25	3000	5	re.	distal	1,6	1,0	+0,6	+37
214	25	3500	5	li.	distal	1,5	2,4	+0,9	+38
237	20	2300	5	li.	distal	5,5	5,7	+0,2	+6
239	20	2400	1—3,5	re.	distal	5,5	3,0	+2,5	+45
243	16	1700	1—3,5	re.	distal	1,7	0,8	+0,9	+53
185	12	1400	9	li.	distal	1,6	3,7	+2,1	+57
195	20	2000	5—7	li.	distal	4,3	5,0	+0,7	+14
								$x=1{,}24$	$x\%=38$

Tabelle 24. *Tibiaosteotomien, pulsierender Gleichstrom von 1 Hertz (Strom vom 1.—21. Tag)*
Serie 12: Platte positiv, Kathode im oder am Spalt, 10—20 µA

Nr.	Alter (Wochen)	Ge-wicht (g)	Strom (µA)	Seite	Ka-thode	Belast-barkeit (kpd)		Differenz	
						re.	li.	in kpd	in %
130	23	3500	20	re.	distal	3,7	3,2	+0,5	+13
141	22	3000	20	re.	distal	1,3	0,6	+0,7	+54
149	20	1500	20	li.	distal	2,4	3,0	+0,6	+20
146	20	1800	20	li.	distal	2,7	2,7	0,0	0
150	26	3500	20	li.	distal	3,0	3,0	0,0	0
137	20	2400	20	re.	distal	3,3	3,7	−0,4	−11
183	15	2000	10	li.	distal	3,4	2,8	−0,6	−18
								$x=0{,}11$	$x\%=8$

Serie 12: Pulsierender Gleichstrom von 10—20 µA (Tabelle 24). Sie umfaßt 7 Tiere im Alter von 15—26 Wochen. Die absoluten Belastungswerte lagen zwischen 0,6 und 3,7 kg, die Differenzen zwischen −0,6 und +0,7 kg. 3 Tiere wurden positiv, 2 Tiere negativ und 2 nicht beeinflußt. Dies entspricht einer prozentualen Verteilung von 43:28,5:28,5. Das arithmetische Mittel der absoluten Differenz beträgt 0,11, der Mittelwert der prozentualen Differenzen beträgt 8%, so daß eine signifikant positive Beeinflussung nicht vorliegt.

Gleichstromeinwirkung nach einem Intervall von 7 Tagen. Gleichstrom wurde 7 Tage nach der Operation eingeschaltet, ceteris paribus.

Tabelle 25. *Tibiaosteotomien (verzögerter Strom) Längselektroden, Gleichstrom*
Serie 13: 1—10 μA

Nr.	Alter (Wochen)	Ge-wicht (g)	Strom (μA)	Seite	Ka-thode	Belast-barkeit (kpd)		Differenz	
						re.	li.	in kpd	in %
245	20	2500	1,6	re.	distal	8,5	6,5	+2,0	+24
227	23	3500	1,5	re.	distal	4,5	3,3	+1,2	+27
247	20	2500	1,5	re.	distal	1,5	0,8	+0,7	+47
250	26	3400	2,5	re.	distal	1,5	0,8	+0,7	+47
254	30	3000	1,5	re.	distal	5,5	2,2	+3,3	+60
256	20	2000	2,0	li.	distal	1,9	3,8	+1,9	+50
257	20	2400	1—3,5	re.	distal	2,4	1,2	+1,2	+50
260	16	1800	1,5	li.	distal	0,9	1,5	+0,6	+40
268	26	4000	2,0	re.	distal	11,8	7,1	+4,7	+40
286	26	3400	5,0	re.	distal	2,5	1,5	+1,0	+40
249	25	2500	1,5	re.	distal	1,5	1,5	0,0	0
262	15	2000	3	li.	distal	1,5	1,5	0,0	0
263	16	2300	9	li.	distal	2,5	2,5	0,0	0
267	18	2500	2	re.	distal	6,5	6,5	0,0	0
252	21	3400	2	re.	distal	0,5	1,4	−0,9	−64
								$x=1,09$	$x\%=24$

Serie 13: Gleichstrom zwischen 1—10 μA (Tabelle 25). In dieser Serie
werden die Ergebnisse an 15 Tieren dargestellt, die bei Versuchsbeginn
zwischen 16 und 26 Wochen alt waren. Die Belastbarkeit lag zwischen
0,6 und 8,5 kg, die Differenzen zwischen −0,9 und +4,7. In 10 Fällen
wurde ein positives Ergebnis erzielt, 4 Fälle blieben unbeeinflußt, in
einem Fall trat eine Verzögerung auf. Dies entspricht einem Verhältnis
von 66:27:7%. Der Mittelwert der absoluten Belastbarkeit lag mit 1,1
um das Vierfache über dem 0-Wert, die prozentuale Differenz war mit
24% ebenfalls erheblich über dem Vergleichswert.

5. Beeinflussung durch induktiven Wechselstrom

Durch Umwicklung der Osteosyntheseplatten mit einer Sekundärspule
konnten die Osteotomien auch unter induktiv erzeugten Wechselstrom
gesetzt werden. Zur Erhöhung der Induktivität der Sekundärspule brachten wir ins Innere der Spulenwicklung zusätzlich einen Ferritkern. Die
Isolierung des Systems erfolgte mit Silicon-Kautschuk (Elastosil). Die
Platin-Iridium-Elektroden wurden zu beiden Seiten des Osteotomiespalts
in den Knochen eingeführt.

Die Tiere wurden nach der Operation für 3 Wochen in den oben (S. 11)
beschriebenen Induktionskäfig gebracht (Abb. 30).

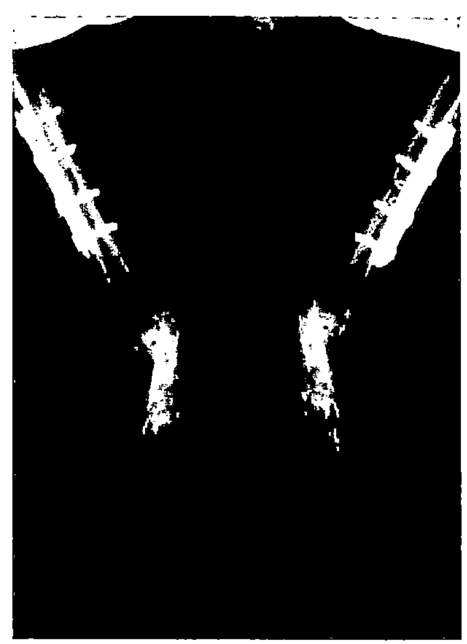

Abb. 30. Callus-Stimulierung im elektrischen Feld durch Osteosynthese mit Sekundär-spule

Tabelle 26. *Tibiaosteotomien, induktiver Wechselstrom 50 Hertz, Stromstärke* $-5\,\mu A$
Serie 14

Nr.	Alter (Wochen)	Gewicht (g)	Elektroden	Belastbarkeit (kpd)		Differenz	
				re.	li.	in Kpd	in %
95	20	2750	zu beiden Seiten der Fraktur	*1,2*	0,8	+0,4	+33
100	20	3500	zu beiden Seiten der Fraktur	*7,3*	4,8	+2,5	+34
121	26	2750	zu beiden Seiten der Fraktur	1,6	*2,8*	+1,2	+43
158	17	2000	zu beiden Seiten der Fraktur	*5,5*	5,5	0,0	0
177	16	2500	1 Elektrode im Spalt	2,5	*2,5*	0,0	0
183	20	3500	1 Elektrode im Spalt	*2,8*	0,5	+2,3	+82
190	26	3250	1 Elektrode im Spalt	*2,5*	0,7	+1,8	+72
194	26	3500	1 Elektrode im Spalt	*2,5*	0,4	+2,1	+80
226	26	3000	3 Elektroden im Spalt	*4,8*	8,0	−3,2	−40
232	18	2000	1 Elektrode im Spalt	0,9	*0,9*	0,0	0
233	17	1750	zu beiden Seiten der Fraktur	0,5	*0,5*	0,0 $x=0,63$	0 $x\%=28$

Tabelle 27. *Vergleich der Mittelwerte der Belastbarkeitsdifferenzen der Tibiaosteotomien unter verschiedenen Stromstärken*

Nullserie	X	$X\%$	σ
	$+0,25$	$+6,3$	$0,214$
Längselektroden			
Gleichstrom $1-10\,\mu A$ (Serie $1+2$)	$+0,79$	$+26$	$1,314$
Gleichstrom $10-20\,\mu A$ (Serie $3+4$)	$+0,93$	$+19$	$1,63$
Gleichstrom über $20\,\mu A$ (Serie $5+6$)	$-0,65$	-8	$2,11$
Pulsierender Gleichstrom $10-20\,\mu A$ (Serie 7)	$+0,91$	$+29$	$0,548$
Platte positiv, Kathode im oder am Spalt			
Gleichstrom $1-10\,\mu A$ (Serie $8+9$)	$+1,7$	$+35$	$1,62$
Gleichstrom $10-20\,\mu A$ (Serie 10)	$-0,13$	-8	$1,13$
Gleichstrom (pulsierend) $1-10\,\mu A$ (Serie 11)	$+1,24$	$+38$	$0,59$
Gleichstrom (pulsierend) $10-20\,\mu A$ (Serie 12)	$-0,11$	$+8$	$0,48$
Verzögerter Gleichstrom $1-10\,\mu A$ (Längselektroden, Serie 13)	$+1,09$	$+24$	$1,43$
Induktiver Wechselstrom 50 Hertz Stromstärke $-5\,\mu A$ (Serie 14)	$+0,63$	$+28$	$1,37$

Serie 14: Wechselstrom 50 Hertz, zwischen -5 und $+5\,\mu A$ (Tabelle 26). Es werden die Ergebnisse an 11 Tieren dargestellt, die sich bei Versuchsbeginn im Alter zwischen 16 und 26 Wochen befanden. Die absoluten Belastungswerte lagen zwischen 0,5 und 7,3 kg, die Differenzen zwischen $-3,2$ und $+2,5$ kg, $\bar{x}$ liegt mit 0,37 knapp über dem 0-Wert, $\bar{x}_{\%}$ zeigt eine prozentuale Beschleunigung von 28%. Die prozentuale Verteilung der Ergebnisse beträgt 50 positive zu 40 gleichgebliebenen zu 10 negativ beeinflußten.

6. Vergleich der Serien 1—14

Wir faßten die Serien $(1+2)$, $(3+4)$, $(5+6)$ sowie $(8+9)$ in je eine größere Gruppe zusammen, so daß hier repräsentativere Kollektive vorhanden sind, und bildeten nun jeweils das arithmetische Mittel der prozentualen Beschleunigung neu. Außerdem berechneten wir nach $G^2 = \sum\limits_{1}^{n} \dfrac{(x_i - \bar{x})^2}{n-1}$ die Streuung vom Mittelwert.

Betrachten wir die Ergebnisse (Tabelle 27) und nehmen zur Beurteilung noch die zusammengefaßte prozentuale Verteilung (Tabelle 28) der positiven und negativen Ergebnisse hinzu, so können wir eine Rangliste aufstellen.

Tabelle 28. *Prozentuale Verteilung der Ergebnisse in Abhängigkeit von den verschiedenen Versuchsanordnungen*

	Beschleu-nigt (%)	Gleich-geblieben (%)	Verlang-samt (%)
Längselektroden			
Serie 1+2 Stromstärke 1—10 µA Gleichstrom	83	0	17
Serie 3+4 Stromstärke 10—20 µA Gleichstrom	66	12	22
Serie 5+6 Stromstärke über 20 µA Gleichstrom	44	12	44
Serie 7 Stromstärke 10—20 µA pulsierender Gleichstrom	92	8	0
Platte positiv, Kathode im oder am Spalt			
Serie 8+9 Stromstärke 1—10 µA Gleichstrom	100	0	0
Serie 10 Stromstärke 10—20 µA Gleichstrom	25	25	50
Serie 11 Stromstärke 1—10 µA pulsierender Gleichstrom	100	0	0
Serie 12 Stromstärke 10—20 µA pulsierender Gleichstrom	44	28	28
Serie 13 Stromstärke 1—10 µA verzögerter Gleichstrom	66	26	8
Längselektroden			
Serie 14 (Stromstärke —5 µA) induktiver Wechselstrom 50 Hertz	50	40	10

An die Spitze der Resultate kommt die Serie 11 (pulsierender Gleichstrom von 1 Hertz 1—10 µA über Plattenanode, Kathode am Osteotomiespalt). Das Ergebnis ist in 100% positiv, das arithmetische Mittel beträgt mit

1,24 das Fünffache des Vergleichswertes der 0-Serie, die prozentuale mittlere Beschleunigung das Achtfache des 0-Wertes, und die Abweichung vom Mittelwert mit 0,59 ist sehr klein, somit die Streuung gering.

Es folgen die Serie 7 (Längselektroden, Gleichstrom von 10 – 20 µA) und Serie (8 + 9) (Gleichstrom von 1 – 10 µA über Plattenanode und Kathode im Spalt).

Auch die Serie (1 + 2) (Längselektroden, Gleichstrom von 1 – 10 µA) ist zu den positiven zu rechnen.

Einen Übergang zu indifferenten Versuchsanordnungen bildet die Serie (3 + 4) (Längselektroden, Gleichstrom von 10 – 20 µA).

Dagegen ist das Ergebnis der Serie 14 (Wechselstrom von – 5 bis + 5 µA) nur gering positiv.

Die Serien (5 + 6), 10, 12 zeigen, daß Stromstärken über 20 µA an Längselektroden, und Stromstärken über 10 µA, bei Gleichstrom und pulsierendem Gleichstrom über Plattenanode und Kathode im Spalt die Osteotomieheilung nicht mehr positiv beeinflussen, ja sogar hemmen können.

Es kann festgestellt werden: Durch die Beeinflussung mit Gleichstrom und pulsierendem Gleichstrom gelingt es, bei Stromstärken zwischen 1 und 20 µA die Callusbildung bei der Tibiaosteotomie des Kaninchens im Rechts-Links-Versuch signifikant zu beschleunigen, während Stromstärken über 20 µA keine fördernde und solche über 25 µA eine hemmende Wirkung entfalten. Das Optimum der Wirkung wurde mit pulsierendem Gleichstrom zwischen 1 und 10 µA über Plattenanode und Kathode im Osteotomiespalt erzielt.

7. Vergleich der Wirkung verschiedener Elektrodenanordnungen an osteotomierten Tibien von Kaninchen (Osteosynthese mit Kunststoffplatte, Gleichstrom zwischen 1 und 10 µA)

Die Serien 1 – 13 hatten gezeigt, daß Gleichstrom im Bereich um 10 µA die knöcherne Heilung von Osteotomien fördert. Um einen eventuellen Einfluß einer metallischen Osteosyntheseplatte auszuschalten und den Effekt verschiedener Elektrodenanordnungen gegeneinander zu differenzieren, fixierten wir die osteotomierten Kaninchentibien mit Methylmetacrylatplatten und Metallschrauben. Diese Kunststoffplatten wurden selbst gefertigt. Um einen gebogenen Drahtkern wurde das Flüssige Metacrylat in eine Form gegossen. Die Schraubenlöcher wurden ausgebohrt.

In Serie 15 (Abb. 31) wurde eine ringförmige Kathode um den Osteotomiespalt gelegt, die Anode wurde proximal in den Tibiakopf implantiert. In Serie 16 (Abb. 32) wurde zusätzlich eine Kathode intramedullär über den Osteotomiespalt geführt.

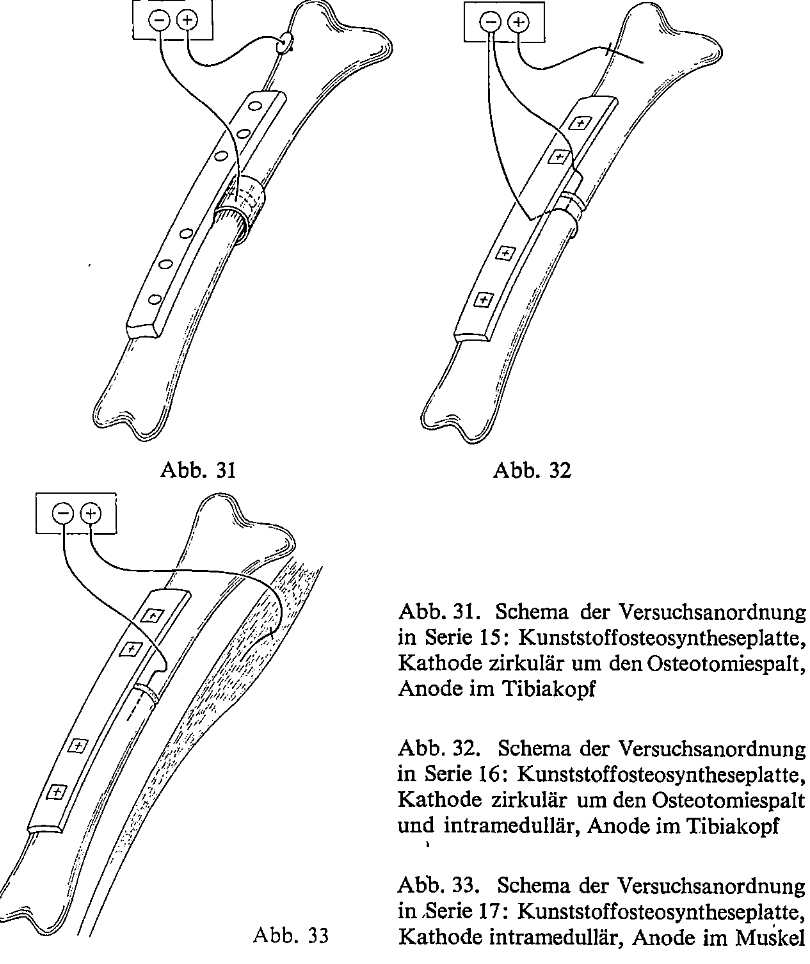

Abb. 31

Abb. 32

Abb. 33

Abb. 31. Schema der Versuchsanordnung in Serie 15: Kunststoffosteosyntheseplatte, Kathode zirkulär um den Osteotomiespalt, Anode im Tibiakopf

Abb. 32. Schema der Versuchsanordnung in Serie 16: Kunststoffosteosyntheseplatte, Kathode zirkulär um den Osteotomiespalt und intramedullär, Anode im Tibiakopf

Abb. 33. Schema der Versuchsanordnung in Serie 17: Kunststoffosteosyntheseplatte, Kathode intramedullär, Anode im Muskel

In Serie 17 (Abb. 33) wurde diese intramedulläre Kathode mit einer Muskelanode kombiniert.

Der Vergleich der Werte aus den 3 Tabellen (Tabellen 29, 30, 31) zeigt, daß der mittlere Unterschied der Mehrbelastbarkeit bei Serie 15 = 2,5 kg, bei Serie 16 = 1,9 kg und bei Serie 17 um 0,9 kg betrug. Die positive Beeinflussung der Callusbildung konnte bei Serie 15 und 16 in 82%, bei Serie 17 nur in 57% der Fälle beobachtet werden (Weigert, Werhahn, Mellerowicz und Bandow).

Das Ausmaß der „sekundären" periostalen Callusbildung (Abb. 34) unter dem Einfluß(?) der zirkulären Kathode in Serie 15 und 16 übertraf das der Serien 1−14.

Tabelle 29. *Tibiaosteotomien an Kaninchen, Gleichstrombeeinflussung*
Serie 15: zirkuläre Kathode 1—4,5 μA

Nr.	Alter (Monate)	Gewicht (kg)	Strom (μA)	Seite	Belastbarkeit (kpd)		Differenz (kpd)
					re.	li.	
426	6	2,5	4,0	re.	12,0	1,5	+10,5
427	7	3,0	3,0	li.	3,0	7,2	+4,2
428	5	2,7	2,5	li.	1,0	3,8	+2,8
429	7	3,2	1,0	re.	6,0	1,2	+4,8
430	5	2,5	4,5	li.	4,2	7,0	+2,8
433	7	3,4	3,0	re.	7,5	3,3	+4,2
436	8	3,1	2,5	li.	3,2	6,1	+2,9
441	6	2,7	3,5	li.	2,0	4,1	+2,1
442	9	3,7	3,0	re.	3,6	3,5	±0,1
444	6	4,1	3,5	re.	4,2	2,8	±1,4
445	5	4,0	2,5	li.	3,9	3,9	±0
447	5	2,9	1,5	li.	2,4	3,9	+1,5
448	4	3,5	1,5	li.	3,5	1,5	−2,0
450	6	3,7	2,0	re.	5,1	4,0	+1,1
451	6	3,1	2,0	li.	4,4	5,7	+1,3

Tabelle 30. *Tibiaosteotomien bei Kaninchen, Gleichstrombeeinflussung*
Serie 16: 2 Kathoden, 1 Anode 5—6 μA

Nr.	Alter (Monate)	Gewicht (kg)	Strom (μA)	Seite	Belastbarkeit (kpd)		Differenz (kpd)
					re.	li.	
452	4	1,5	5,0	li.	2,0	5,2	+3,2
453	6	3,0	6,0	re.	7,0	5,2	+2,8
454	7	10,5	6,0	li.	10,5	12,5	+2,0
455	6	7,3	5,0	re.	7,3	13,5	−6,2
456	5	2,5	5,0	li.	2,8	8,5	+5,7
458	6	2,0	6,0	re.	13,8	8,6	+5,2
459	5	2,3	5,0	re.	10,5	13,2	−2,7
460	6	2,6	5,0	li.	5,9	6,4	+0,5
462	6	2,7	5,0	re.	6,6	6,0	+0,6
463	5	2,1	6,0	re.	14,5	8,0	+6,5
464	5	2,2	5,0	li.	2,8	8,1	+5,3

8. Gleichstromeinwirkung nach einem Intervall von 14 Tagen bei primärer Verzögerung der Callusbildung (Kaninchentibien, Kunststoffosteosynthese-platte, „Längselektroden", Stromstärken zwischen 8 und 15 μA)

Serie 18: Um die stimulierende Wirkung des Stroms bei verzögerter Callusbildung zu testen, wählten wir als Modell der „non union" oder „Pseudarthrose" verschiedene Versuchsanordnungen. Vorversuche hatten gezeigt, daß cargile Membrane, Serosafolie und Kollagenmembran,

Tabelle 31. *Tibiaosteotomien an Kaninchen, Gleichstrombeeinflussung*
Serie 17: Kathode im Knochenmark, Anode im Muskel 5—10 μA

Nr.	Alter (Monate)	Gewicht (kg)	Strom (μA)	Seite	Belastbarkeit (kpd)		Differenz (kpd)
					re.	li.	
470	7	3,1	10,0	re.	8,5	8,0	+0,5
472	6	3,0	10,0	li.	1,8	4,8	+3,0
480	8	3,5	10,0	re.	10,0	11,0	−1,0
483	7	2,9	10,0	re.	13,5	8,5	+5,0
490	6	3,2	10,0	li.	4,6	7,8	+3,2
498	6	3,1	10,0	li.	5,5	7,7	+2,2
502	7	2,8	7,0	re.	18,0	11,5	+6,5
507	8	3,5	6,0	li.	6,4	5,0	−1,4
509	7	2,8	6,0	li.	8,5	5,2	−3,3
510	6	2,7	7,5	re.	6,5	8,5	−2,0
511	7	3,0	5,0	li.	7,2	11,2	+4,0
513	6	2,6	5,0	li.	5,8	7,7	+1,9
514	6	2,9	5,0	re.	2,2	2,5	−0,3
518	7	3,1	5,0	li.	3,2	2,4	−0,8
519	7	3,3	5,0	re.	3,0	10,5	−7,5
520	6	3,0	5,0	li.	8,5	12,5	+5,0

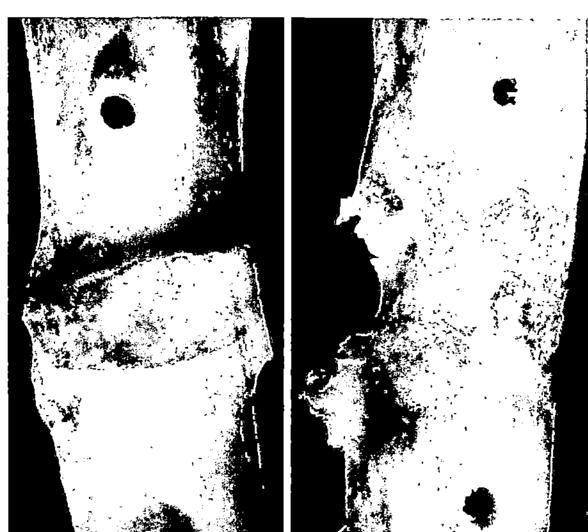

Abb. 34. Deutlich vermehrte Callusbildung unter dem Einfluß von Gleichstrom (links)
gegenüber der Leerseite (rechts). Zirkuläre Kathode. Serie 15

Abb. 35. Kunststoffplattenosteosynthese an Kaninchentibia. Interposition von Kollagenmembran in den Spalt (Pseudarthrosenmodell)

zwischen Osteotomieflächen gebracht, sich innerhalb von 2–4 Wochen nicht auflösen und nicht resorbiert werden. Dagegen wurde rekonstituierte Kollagenmembran innerhalb von 2 Wochen im Osteotomiespalt abgebaut (Hersteller-Firma Braun, Melsungen).

Nach Auflösung der Folie konnte die bis dahin gehemmte Callusbildung in Gang kommen.

Die zwischen die Osteotomieflächen gebrachte Kollagenmembran wurde strumpfartig über die Fragmente gezogen und mit zirkulären Catgutfäden (3 × 0) befestigt. Die Elektroden wurden zu beiden Seiten des Osteotomiespaltes eingeführt.

Gleichstrom wurde erst nach 14 Tagen eingeschaltet.

In weiteren Serien wurde Silberfolie (Durchmesser 0,3 mm) und Polyäthylenfolie (Durchmesser 0,5 mm) zwischen die Osteotomieflächen gebracht. Diese Folien wurden nach 14 Tagen wieder extrahiert.

In der 4. Serie wurde eine Dehiszenz von 0,3 mm zwischen den Osteotomieflächen geschaffen, ein Interpositum wurde hier nicht eingelegt.

Alle Tiere wurden 4 Wochen unter Gleichstrom gehalten (Stromstärke zwischen 8 und 15 µA) (Abb. 35). Die Tötung erfolgte 6 Wochen nach der ersten Operation.

Bei der Auswertung (Tabelle 32) ergab sich in allen vier Gruppen ein deutliches Plus an Festigkeit auf der durchströmten Seite. Daraus kann der Schluß gezogen werden: Auch nach Verzögerung der Callusbildung

Tabelle 32. *Tibiapseudarthrosen, Gleichstrom (14.—42. Tag) Serie 14: Längselektroden 8—15 µA (Serie 18)*

Nr.	Alter (Wochen)	Gewicht (g)	Strom (µA)	Seite	Kathode	Interposition	Belastbarkeit (kpd)		Differenz	
							re.	li.	in kpd	in %
298	23	3000	8	re.	distal	Kollagen	4,2	3,5	+0,7	+16
299	25	2660	8	li.	distal	Kollagen	4,0	4,5	+0,5	+11
300	30	3200	10	re.	prox.	Kollagen	3,7	3,2	+0,5	+13
325	28	3100	15	li.	distal	Kollagen	3,2	3,8	+0,6	+16
301	32	2800	10	re.	distal	Silber	5,2	4,1	+1,1	+25
303	25	2700	10	re.	distal	Silber	5,5	4,3	+1,2	+22
304	31	3300	8	li.	distal	Silber	3,1	4,1	+1,0	+24
305	27	2600	10	re.	prox.	Polyäthylen	6,2	4,0	+2,2	+35
307	32	3200	8	re.	distal	Polyäthylen	6,8	3,8	+3,0	+44
308	29	2750	9	re.	distal	Polyäthylen	7,2	2,5	+4,7	+65
315	32	3000	10	re.	distal	Dehiszenz	5,5	4,3	+1,2	+22
318	26	2500	10	li.	distal	Dehiszenz	1,5	5,5	+4,0	+73
322	32	3250	8	li.	prox.	Dehiszenz	2,0	3,1	+1,1	+35

gelingt es, durch Anwendung von Gleichstrom die knöcherne Heilung zu beschleunigen (Weigert, Venohr, Werhahn).

9. Gleichstromeinwirkung auf osteotomierte Röhrenknochen von Schafen (Stromstärken zwischen 7 und 15 µA)

Serie 19: Bei Schafen osteotomieren wir wechselweise an den vorderen und an den hinteren Extremitäten. (Da wir durch Masken- und Intubationsnarkose 5 Tiere verloren, operieren wir in Intubationsnarkose durch Tracheotomie.) Die Tiere erhalten zu Beginn Atropin und Ketanest, werden tracheotomiert, intubiert und dann mit einem Halothan-Sauerstoff-Gemisch für die Dauer der Operation narkotisiert. Der Blutverlust wird durch Longosteril-Infusionen ausgeglichen. Bei der Freilegung des Knochens wird das Periost geschont. Nach Unterfahren des Knochens mit Hohmann-Hebel wird an der proximalen Hälfte des Knochens eine angeschränkte breite A.O.-6-Loch-Platte mit 3 Schrauben angeschraubt. Dann wird im Abstand des kleinen Kompressionsgeräts ein Spannloch angelegt. Danach wird die Platte abgeschraubt und der Knochen mit der oscillierenden Säge unter Kühlung mit kalter physiologischer Kochsalzlösung stufenlos quer osteotomiert. Die Platte wird wieder angeschraubt, das Kompressionsgerät eingesetzt und gespannt, wobei die Zahl der Umdrehungen registriert wird. Fixierung der Platte mit drei

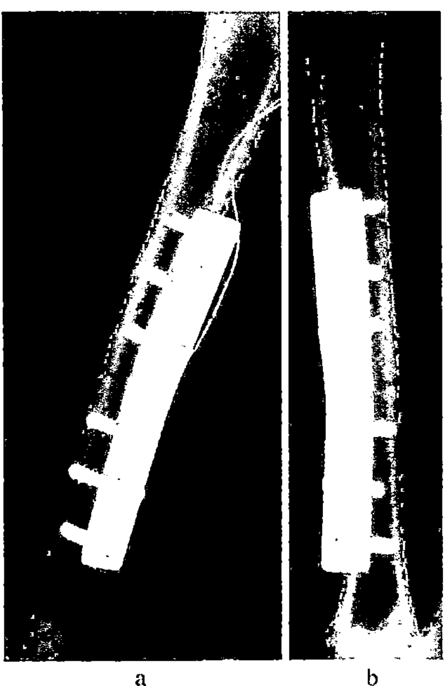

a   b

Abb. 36a u. b. Tibiaosteotomie bds. am Schaf. a Stromseite, b Leerseite. Röntgenkontrolle 3 Wochen nach der Operation, Callus auf der Stromseite bereits deutlicher

distalen Schrauben, Einführen der Elektroden und Durchstoßen der
subcutan verlaufenden Litze, wie bei den Kaninchen-Versuchen beschrieben, am Rücken. Auf der Gegenseite gleiches Vorgehen, wobei auch
die gleiche Zahl von Umdrehungen des Kompressionsgewindes vorgenommen wird. Nach schichtweisem Wundverschluß wird ein elastischer
Verband angelegt. Am Ende der Narkose stehen die Tiere meist bereits
auf und belasten die beiden operierten Extremitäten voll. Die Tiere
wurden in Einzelställen gehalten und mit Mischkost ernährt. Röntgen-
kontrollen in 2wöchigen Abständen. Die Stromstärke wird täglich kontrolliert und nachreguliert. 6 Wochen nach der Operation werden die
Tiere mit einem Bolzenschußgerät getötet. Die ausgelösten Knochen
werden mit und ohne Osteosyntheseplatten geröntgt und anschließend
einer queren Biegebelastung bis zum Durchbrechen unterzogen. (Drei
Tiere starben während der Versuchszeit an interkurrenten Erkrankungen,
drei Tiere konnten wegen einer Wundinfektion, ein Tier wegen einer
vollständigen Lähmung einer operierten Extremität und ein Tier wegen
des Abreißens der Elektrolitzen nicht ausgewertet werden.)

Bei den Tieren Nr. 11 und 12 wurde der Versuch, da die Litzen ab-
gerissen waren, nach 4 bzw. 3 Wochen abgebrochen, so daß die absolute
Belastbarkeit gering blieb.

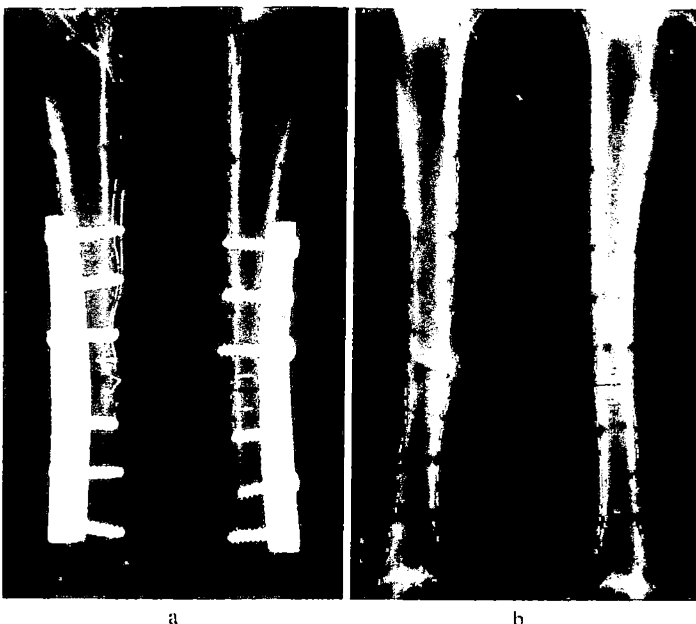

a   b

Abb. 37a u. b. Tibiaosteotomie am Schaf bds. Röntgenkontrolle 6 Wochen post op. (nach Tötung). Callusbildung auf der Stromseite vermehrt

Abb. 38. Röntgenbild der Vorderläufe eines Schafs 4 Wochen post op. (nach Tötung). Links Anode distal vom Spalt, Osteosyntheseplatte als Kathode. Erhebliche Vermehrung der periostalen Callusbildung

Tabelle 33. *Osteotomien an Schafen. Gleichstrombeeinflussung vom 1.—42. Tag (Serie 19)*

Nr.	Alter (Jahre)	Ge-wicht (kg)	Strom (µA)	Elek-troden	Osteo-syn-these	Belast-barkeit (kpd)		Differenz	
						re.	li.	in kpd	in %
2	1	750	10	längs, Kathode distal li.	Metall	51,0	73,0	+22	30
3	$^3/_4$	50	7	längs, Kathode, distal li.	Metall	15,0	31,5	+16,5	52
4	1	60	10	längs, Kathode distal li.	Metall	11,0	38,0	+27	70
5	$1^1/_2$	70	8	längs, Kathode distal li.	Metall	38,0	28,0	−10	−26
7	$1^1/_2$	60	10	Platte-Kathode, Anode distal	Metall	27,0	38,0	+11	+28
11	3	50	10	Platte-Kathode, Anode distal	Metall	nur 4 Wochen 6,0	30,0	+24	+70
12	2	60	8	Platte-Anode, Kathode schräg über Spalt	Metall	nur 3 Wochen 2,0	7,0	+5	+71

Insgesamt stehen 6 durch den Gleichstrom positiv beeinflußten Fällen ein negativ beeinflußter Fall (Nr. 5) gegenüber. Die Ausrechnung von Mittelwerten erscheint hier in Anbetracht der Variationen in der Elektrodenanordnung und der Stromstärke nicht genügend aussagekräftig (Tabelle 33).

In den Versuchen Nr. 7 und Nr. 11, in denen die Metallosteosynthese-platte als Kathode geschaltet wurde, war auf der Stromseite eine erhebliche periostale Callusbrücke ausgebildet (Abb. 36a u. b, 37a u. b, 38) (Weigert, Werhahn, Mülling).

III. Diskussion

Kann Heilung beschleunigt werden (Winter)?

Dieses Leitmotiv unserer Betrachtungen wollen wir erweitern, indem wir fragen: Wo und wie?

Die Theorie über die Vorgänge und Mechanismen der Osteogenese ist zwar vielfältig und birgt manche Widersprüche in sich, sie ist aber eher zu modern und spekulativ als grau (Goethe).

An einem Grundriß mit neueren Theorien und Hypothesen der Knochenbildung werden Funktionsabläufe dargestellt, an denen elektrischer Strom wirksam werden könnte. Dabei betrachten wir nur die einfache Grundlinie der Osteogenese, die über Vermehrung der Knorpelzellen, Bildung von Osteoblasten und Osteocyten, Produktion der Grundsubstanz (Kollagen-Protein-Polysaccharid, Lipide) bis zur Mineralisierung verläuft. Winter, der die Frage nach der Möglichkeit der Heilungsbeschleunigung bejaht, zählt auch Faktoren auf, die beeinflußt werden können, wie Zellproliferation, Zellbewegung und Synthese von Grundsubstanzen.

A. Osteoblasten

Da nur der Osteoblast die Elemente des Knochens bildet, kann jede Stimulierung der Osteogenese hier einen Hauptangriffspunkt finden. Die Herkunft der Osteoblasten ist immer noch umstritten. Leitet sich die Zelle von den endothelialen Mesenchymzellen (Trueta), von den perivasculären Bindegewebszellen (Häggqvist), von den Makrophagen (Wilton) oder allgemein von undifferenzierten, spindelförmigen, mesenchymalen oder retikulären Elementen (McLean, Urist, Maximov, Gardner, Young, Marchand, Bentley und Greer) her? Diese Theorie liegt im wesentlichen der Krompecherschen Konzeption zugrunde, der sich auch Bassett anschließt, daß nämlich aus pluripotenten Mesenchymzellen primitive Fibroblasten und hieraus je nach Milieubedingungen Fibroblasten, Chondroblasten oder Osteoblasten entstehen (Shaw und Bassett). Dies stellt eine Fortentwicklung der Hintzeschen Auffassung dar. Auch Prichard kommt zu einer ähnlichen Anschauung, warnt aber vor einem zu entschiedenen Standpunkt.

Hall ist der Ansicht, daß die „mechanische", d.h. in unserer Betrachtung u.U. piezoelektrische Stimulation den Stoffwechsel der Stammzellen in Richtung auf Mucopolysaccharid-Bildung verschiebt, dabei lasse Hypoxie die Chondrogenese über die Osteogenese überwiegen.

Das entscheidende Moment zum Beginn der Stimulierung der Osteogenese müssen wir in jedem Falle in der Anregung der Zellteilung sehen. Die Feststellung Küntschers, daß am Anfang der Knochen- bzw. speziell der Callusbildung eine Entzündung stehe, d.h. insbesondere eine erhebliche Vermehrung der Mesenchymzellen, konnten Iida, Bassett u.a. als initiale Stufe bei der Elektrocallusbildung bestätigen. Die morphologischen Veränderungen von spindeligen Vorstufen oder Ruheformen bis zur Umwandlung in runde Zellen epithelartiger Konfiguration, wie sie auch Yamagishi und Yoshimura beschreiben, können wir in unseren Serien der endostalen Callusbildung mit 35 µA Gleichstrom nach 3 bis 9 Tagen beobachten, wobei sich die Proliferationen an der Anode und an der Kathode nicht wesentlich unterscheiden. Sicher ist somit, daß der elektrische Strom die Teilung der Osteoblasten oder ihrer Vorstufen anregt.

Polyanskaya und Tsapagina sahen allerdings eine Abnahme der Mitoserate an der Mäusecornea bei Einwirkung von elektrischem Strom.

In diesem Zusammenhang ist es sekundär, ob dieser Teilungsvorgang nun als direkte Wirkung auf die Zelle über eine Beeinflussung der Chromosomen oder der Membranpotentiale (Grundfest) zu erklären ist, oder ob durch die elektrolytischen, vielleicht auch thermischen Vorgänge Ionendissoziationen, pH-Veränderungen, enzymatische Aufspaltung von Molekülen und damit chemische Milieuveränderungen zustande kommen, die über die Freisetzung von Fibrinokinase und Aktivierung von Plasmin zur Proteolyse und damit zum Auftreten von diffusiblen Peptiden führen (Lewis und Work, Menkin). Hierdurch würden Durchblutung und Capillardurchlässigkeit gesteigert.

Überdies steht eine amöboide Wanderung der Zellen zur Diskussion. Diese könnte durch das elektrische Potential im Sinne einer Galvanotaxis beschleunigt werden (Bassett, Jahn, Epker und Frost).

Nach Ansicht Jahns sammeln sich Osteoblasten im alkalischen Milieu, wie wir es an der Kathode zu erwarten haben, an. Der Ausfall oder die Hemmung von Mitoseinhibitoren (Bullough und Lawrence) führen nun zu einem sprunghaften Anstieg der Mitoserate durch Deblockierung der Chromosomen und somit zur Zellproliferation, die demzufolge durch elektrische oder/und elektrolytische und mittelbar chemische Mechanismen zu beeinflussen wäre.

Eine weitere Klärung dieser Differenzierungsvorgänge der Zellen unter dem Einfluß von elektrischem Gleichstrom brachten die Untersuchungen

von Becker und Murray, die das Frakturpotential, das am Froschfemur
gemessen wurde, in einer isolierten Kammer auf kernhaltige Erythrocyten des Frosches einwirken ließen und damit die gleichen Veränderungen hervorrufen konnten, die sich an den Zellen im Frakturhämatom
einstellten, nämlich Anstieg der Mitochondrien, vermehrte Aufnahme
von Aminosäuren in dem Zellkern, Zunahme der Ribonucleinsäure im
Nucleus und Übertritt der Ribonucleinsäure in das Cytoplasma sowie
vermehrte Produktion von Ribosomen. Diese Vorgänge erklären die
Autoren durch direkte Stromeinwirkung auf die Zelle als Aktivierung
eines vorhandenen Mechanismus (Boten-Ribonucleinsäure?). Die Veränderungen liegen der Umbildung von kernhaltigen Erythrocyten zu
knochenbildenden Zellen zugrunde. Das Analogon dieser Zellen des
Frosches ist bei den Säugetieren in Zellen des Periosts, des Endosts, in
Stammzellen oder primitiven Mesenchymzellen zu sehen.

B. Chondroblasten und Chondrocyten

Das Längenwachstum durch enchondrale Verknöcherung hat ebenso
eine vermehrte Zellteilung zur Voraussetzung wie die intramedulläre
Osteogenese und Callusbildung. Dieser Prozeß des Längenwachstums,
im neueren Schrifttum von Robinson und Cameron, Trueta und Little,
Bassett, Rigal, Young, Anderson und Parker beschrieben, nimmt seinen
Ausgang von der knorpeligen Epiphysenplatte, genauer in der Zone der
proliferierenden Chondrocyten (Kember). Dazu kommt allerdings auch
eine teils interstitiell, teils appositionell bedingte Dickenzunahme (Langenskiöld und Edgren, Weinmann und Sicher).

Nakagawa und Tateiwa beobachteten einen Einfluß von pH-Veränderungen auf die Wachstumsrate des Knochens. Sie fanden auch, daß die
Markhöhle von Rattenröhrenknochen gegenüber dem angrenzenden
Gelenkinnenraum elektro-negativ ist. Es wurden dabei Potentiale von
$10-15$ mV gemessen.

Berücksichtigt man die Resultate von Ives und Ganz, wonach durch
Passage eines Stroms von 10^{-6} A das pH von 6 auf 7 geändert werden
kann, wäre dieser Mechanismus durch ein elektrisches Potential beein-
flußbar.

Bioelektrische Vorgänge üben nicht nur bei der Gliedmaßenregeneration
von Amphibien eine Kontrollfunktion aus, sondern sie regulieren nach
Ansicht von Becker, Bassett und Bachmann und Atehnstädt speziell das
Knochenwachstum. Im Knorpel der Epiphysenfuge besteht bei allen
Vertebraten eine definierte elektrische Polarisierung, die senkrecht zu
ihren Begrenzungsflächen gerichtet ist.

Die Polarisierungsrichtung bleibt bis zur Ossifikation unverändert. Auch in der Diaphyse besteht eine Polarisation, die parallel den Kollagenfibrillen verläuft. Die Richtung dieses Potentials kehrt sich mit Abschluß des Wachstums um. Diese elektrische Polarisierung stellt einen Kontrollmechanismus für das Wachstum dar. Auch Marino und Becker nehmen an, daß das Knochenlängenwachstum durch einen piezoelektrischen Mechanismus kontrolliert wird. Auch die Proliferation der chondrolytischen Zellen, die mit Capillaren gegen die degenerierten Knorpelzellen in der Erosionszone vordringen, könnte ebenso wie die Vermehrung der folgenden Osteoblasten durch die oben beschriebenen elektrischen Mechanismen gesteuert werden.

C. Kollagen

Das Kollagen ist die wesentliche organische strukturelle Komponente des Bindegewebes, speziell der Knorpel- und Knochenmatrix (Rogers, Weidmann und Parkinson). Freie Aminosäuren werden in die Zelle aufgenommen und in eine aktivierte Form gebracht (Miller und Martin). Es entstehen Aminosäurenadenylate. Bereits bei der Aufnahme durch die Zellmembran spielen durch Potentiale beeinflußbare Mechanismen eine Rolle. Elektronenmikroskopische Untersuchungen (Lavine, Lustrin, Shamos, Rinaldi und Liboff) zeigten sekretorische Bläschen an der Zellmembran unter Einfluß des Potentials entstanden. Die Autoren stellten zur Diskussion, daß hieraus Mucopolysaccharide, präkollagene Moleküle und Apatit-Bausteine sezerniert werden könnten.

Die Diffusion von Stoffen hängt ab von der physikalischen Charakteristik der Membran und von elektrochemischen Gradienten (Porengröße, Ladung, gebundene Ionen). Potentiale können eine Änderung der Ionenverteilung, des pHs sowie der angebotenen Moleküle bewirken. Die Beweglichkeit und Permeabilität der Zellmembran, die Halbleitereigenschaft und Elektronenleitfähigkeit aufweist, ist durch ein Potential zu beeinflussen (Grundfest, Smith).

An die Erhöhung der Aufnahme von markierten Aminosäuren in die Zelle und die intracelluläre Zunahme der Eiweißproduktion (Becker und Murray) durch Potentialwirkung sei in diesem Zusammenhang hingewiesen.

Bedingt durch die Proliferation in der begrenzten Markhöhle entsteht ein Druck, der die räumliche Konfiguration der Zelle und damit die Permeabilität der Membran ändern kann. Die Zellen nehmen dabei kugelförmige Gestalt an (Krompecher, Küntscher, Bassett, Hall). Nach Andres, Grobstein und Zwilling hängen Grad und Verschiedenheit der Zelldifferenzierung von deren Menge und Masse ab. Nicht nur die Zellmembran, sondern auch die Positionen der Mitochondrien, der Ribosomen, der Ribonucleinsäuren und die räumliche Anordnung der Chromosomen können hiedurch verändert werden.

Die aktivierten Aminosäuren werden durch die Transfer-Ribonucleinsäure, die determiniert wird, durch die nucleäre chromosomale Ribonucleinsäure zu Polypeptidketten an den Ribosomen fixiert (Laitinen, Miller, Martin, Fernandez). Dabei werden Prolin und Lysin in den Ribosomen hydroxyliert (Peck und Dirksen).

Einen Anstieg der Ribo- und Desoxyribonucleinsäure während der Osteogenese wiesen Deutsch und Gudmundson nach. Aus 3 Polypeptidhelices entsteht so das Tropokollagenmolekül von einer Länge von 2400 Angström (Ramachandran und Kartha). Dieses Molekül wird in den intracellulären Raum abgegeben (Hancox und Boothroyd). Da es sich bei den Tropokollagenmolekülen um Polyelektrolyte handelt, könnte der Durchtritt durch die Zellmembran durch das Potential beeinflußt werden. Bei der nun folgenden Aggregation zum Kollagenmolekül, die im Knochen zur Ausbildung der typischen Periodenbänderung von 640 Angström führt, während diese Bänderung im Knorpel ausbleibt (Herring, Cox und Grant), sind elektrostatische Abstoßung und Anziehung von erheblicher Bedeutung.

Der Unterschied von Knorpel- und Knochenfibrillen besteht außerdem in einer Differenz des Durchmessers. Ob dabei im Knorpel das Chondroitinsulfat die Ausbildung der Kollagenfibrillen hemmt, ist noch nicht entschieden (Miller und Martin). Die verschiedenen Bedingungen im Knorpel und Knochen führen zu einer Differenz in der Zusammensetzung der Fibrillen aus den Tropokollagenmolekülen, der chemisch ein Unterschied in der Bindung der Seitenketten zugrunde liegt (Glimcher). Durch elektrophoretische Wanderung von Tropokollagenmolekülen bei Stromstärken im Mikroampere-Bereich entstehen doppelbrechende Bänder von Kollagenfibrillen an der Kathode. Auch ist bekannt, daß das Aggregationsschema des Kollagens auf Änderungen im pH-Wert und in der Ionenpopulation anspricht (Becker, Bassett und Bachmann, Marino und Becker).

Die weitere Stabilisierung im Knochenkollagen kommt durch zunehmende Ausbildung von intra- und intermolekulären chemischen Bindungen (Peptid-, Phosphat-, Carbohydrat- und Aldehyd-Bindungen) (Laitinen, Glimcher, Cooper und Russel, Veis, Spector und Carmichael, Herring, Mills und Bavetta) zustande. Diese Bindungen entstehen durch elektrische oder/und enzymatische Steuerung und sind damit durch Potentiale zu modifizieren.

D. Protein-Polysaccharide

Osteoblasten bilden ebenso wie Chondroblasten und Chondrocyten Protein-Polysaccharide, deren Menge im Knorpel 6—8mal höher ist als im Knochen (Irving und Wuthier). Die Synthese des Mucopolysaccharids findet in der Zelle statt (Bowness). Untersuchungen von Greer, Janicke und Mankin zeigen, daß die intensivste Bildung von Protein-Polysaccharid in der Zone der hypertrophischen Zellen erfolgt. Dabei wird die Proteinkomponente durch Desoxyribonucleinsäure über die Boten-Ribonucleinsäure kontrolliert, während die Polysaccharidkomponente anscheinend noch ein enzymatisches Zwischenglied benötigt. Die Sulfurierung erfolgt ebenfalls überwiegend intracellulär. Insbesondere aus Messungen der Diffusionsgradienten für Sulfationen und andere Moleküle im Knorpel ist zu schließen (Greulich, Langenskiöld, Rytomaa und Videman, Bullough, Swanson und Freeman), daß die Passage durch Diffusion erfolgt, die durch ein zusätzliches Potential zumindest elektrolytisch zu beeinflussen wäre. Ob die weitere Sulfurierung und Aggregation der Protein-Polysaccharidkomplexe intra- oder extracellulär vonstatten geht (Schönberg und Moore), ist nicht völlig abgeklärt. Die extracellulären sauren Mucopolysaccharide fungieren als Leitschiene für die Aggregation von Tropokollagenmolekülen zu Kollagenfibrillen (Keech, Herring, Chrisman, Wassermann und Yaeger).

Von besonderer Bedeutung ist die Polyelektrolytnatur des Protein-Polysaccharids. Diese Ladungen beruhen vorwiegend auf der Carboxylat- und der Estersulfatgruppe. Ein Protein-Polysaccharidmolekül trägt über 2000 Ladungen. Bei der Ausbildung der chemischen Bindungen in den Polyelektrolyten sind komplexe Dipole und andere Coulombsche Kräfte am Werk (Partridge und Davis). Polyanionen wandern im elektrischen Feld zur Anode. Die Eigenschaft der Wasseranziehung oder -abstoßung, damit des Sol- oder Gelzustandes sowie die Bindungsfähigkeit für Kationen, insbesondere Calcium, hängt wesentlich vom Grad der elektrischen Ladungsdichte an den Seitenketten der Polyelektrolyte ab. Durch Neutralisierung dieser polyanionischen Valenzen mit Kationen oder durch elektrischen Strom könnte es zur Präcipitation des Protein-Polysaccharids kommen als Vorstufe der Mineralisierung.

E. Mineralisierung

Voraussetzung der Mineralisierung ist eine calcificierbare Matrix, bestehend aus Kollagen, Protein-Polysaccharid, Lipiden und eine metastabile Lösung von Phosphat- und Calciumionen (Christensen) oder eine lokale Konzentrationserhöhung der Phosphat- und Calciumionen zur Bildung des Hydroxylapatits, des wichtigsten Kristalls in der anorganischen Fraktion.

Wie Binzus, Wilhelm u.a. zeigen konnten, nimmt die synthetische Stoffwechselleistung in den grobblasigen Chondrocyten bis hin zu den degenerierenden Chondrocyten ab. Die nächste Stufe ist in einer Anreicherung von anorganischen Substanzen und einer Veränderung des Gelzustandes der polyelektrolytischen Protein-Polysaccharide zu sehen. Ein hoher Gehalt von Calcium findet sich bereits in der Zone der hypertrophischen Zellen. Das in der Zone der Proliferation als Natriumsalz vorliegende Chondromucoprotein wird insofern verändert, als dieses Natrium durch ein Calcium-Ion ersetzt wird, wobei auch der Quotient Calcium zu Magnesium ansteigt. (Magnesium hemmt die Kristallisierung des Hydroxalapatits — Wuthier, Pack und Diller, Jethi und Watkins.) Die initiale Stufe der Mineralisierung ist in der Abscheidung von amorphem Calciumphosphat in Höhe der 3. Chondrocytenreihe zu sehen (Miller und Martin, Eans, Matthews, Martin, Lynn und Collins, Termine und Posner, Samachson, Höhling *et al.*). Von Jibril wurde eine Halbierung der Menge der organischen Substanzen und eine Verdoppelung der Menge der anorganischen Substanzen beim Übergang von nicht verkalkenden in verkalkenden Knorpel gefunden. Als eine Erklärung hierfür bietet sich die sogenannte Kalkfängereigenschaft der Mucopolysaccharide an, die von vielen Autoren akzeptiert wird (Dulce, Dziewiatkowski, Eger, Hirschmann, Ikuta, Jibril, Keech, Matukas und Krikos, Schütte, Sobel und Burger, Wilhelm, Uehlinger, Schubert und Pras).

Nach Dulce, Glimcher binden zwar die Polyanionen, insbesondere die Sulfatgruppe, Calcium-Ionen und verhindern so die Mineralisierung. Es ist aber auch eine Zunahme von phosphatübertragenden Enzymen (Dulce) und Phosphaten erforderlich. In diesem Zusammenhang müssen wir auf die Theorie des Sortiereffekts eines elektrischen Potentials eingehen.

Jahn legt ein Modell der an Oberflächen fixierten Ladungen und Gegen-Ionen zugrunde. Die organische Matrix und die Apatitoberfläche werden als amphotere Ionenaustauscher betrachtet. Außerdem muß berücksichtigt werden, daß

1. Anionen und Kationen in physiologischer Lösung selten mehr als 20 Angström voneinander entfernt sind,

2. Elektroneutralität aufrechterhalten werden muß,

3. verschiedene Kat- und Anionen verschieden schnell im elektrischen Feld wandern,

4. somit das langsamere von 2 Ionen mit gleichem Vorzeichen umgekehrt laufen muß, d. h. das langsamere Anion gegen die Kathode.

Durch Wirkung eines Potentials kann es somit, da Calcium-Ionen schneller als Natrium-Ionen und Chlor-Ionen schneller als Phosphat-Ionen wandern, zu einer Anreicherung von Calcium- und Phosphat-Ionen an ·der Kathode kommen. Aus dem gleichen Grunde wird an der Anode eine Verarmung von Calciumphosphat eintreten.

Die nun einsetzende Depolymerisierung und Auflösung des Protein-Polysaccharids wird durch proteolytische Fermente bewerkstelligt (Ali, Jibril, Dulce), die vorwiegend aus Lysosomen (De Duve) stammen.

Auch die Veränderungen der Polyelektrolyteigenschaften des Mucopolysaccharids lassen sich durch Einwirkung des Potentials beschleunigen (s. oben).

Die nun verstärkte Pinocytose, die zur Aufnahme von abgespaltenen Partikeln der Grundsubstanz durch die Zellen führt, kann, da es sich hierbei um kinetische Phänomene an der Zellmembran handelt, deren Funktion auch von der Kalium- und Calcium-Ionen-Verteilung zu beiden Seiten der Membran abhängt, durch das elektrische Potential beeinflußt werden (Basset, Grundfest, Jahn).

Weitere Mechanismen werden zur Erklärung der lokalen Konzentrationserhöhung von Calcium- und Phosphat-Ionen herangezogen: Die ursprüngliche Theorie von Robinson, wonach die alkalische Phosphatase der Osteoblasten aus Phosphatestern Phosphat abspaltet — in ihrer Bedeutung für die enchondrale Ossifikation von Burger und Sobel bestritten —, wird neuerdings weiterentwickelt.

Die membrangebundene alkalische Phosphatase ist ein Teil des Transportsystems für Calcium- und Phosphat-Ionen. Auch die Glykogenolyse kann die lokale Phosphaterhöhung herbeiführen (Gutman und Yu, Fleisch, Neumann, Urist).

Nach Shapiro und Greenspan konzentrieren die Mitochondrien Calcium- und Phosphat-Ionen und bringen sie über das Cytoplasma und die Zellmembran in die Matrix. Diese These wird allerdings von Jones abgelehnt. Liberman, Topaly und Tsofina machen elektrische Potentialdifferenzen verantwortlich für die Durchlässigkeit der aus phosphorilierten Lipiden bestehenden Mitochondrienmembran.

Wird die oxydative Phosphorylierung enthemmt, so kommt es zu einem vermehrten Durchtritt von Kationen, insbesondere Calcium, in die Mitochondrien. In den Mitochondrien finden sich membrangebundene Enzyme für die oxydative Phosphorylierung (Hall und Palmer). Die Mechanismen, die den Durchtritt des Calciums durch Membranen regeln, hängen z. T. ab von Membranpotentialen (Borle).

6*

Eine Vergrößerung des Calcium-Ionen-Angebots könnte einmal durch vermehrten potentialbedingten Transport, zum anderen durch potentialbedingte Freisetzung aus der Zelle den Prozeß der Mineralisierung beschleunigen.

Brighton, Friedenberg und Black stellten eine Hypothese auf, daß durch das negative Potential die Menge des gelösten Sauerstoffs abnehme. Der Stoffwechsel der Zelle werde anaerob. Wenn das verfügbare Glykogen verbraucht sei, verliere die Zelle Calcium in das extracelluläre Milieu.

Auch Martin und Matthews sind der Ansicht, daß die Mitochondrien in den Chondrocyten von Bedeutung für den Beginn der Matrixverkalkung sind.

Angemerkt sei auch eine Beobachtung von Lindhom u. Mitarb., wonach die Mastzellengranula (Mitochondrien) als Calciumtransporter auch bei der Frakturheilung fungieren.

Der Golgiapparat, der im Chondroblasten Protein und Proteinpolysaccharide synthetisiert sowie Membranen aufbaut, im Osteoblasten an der Akkumulation von Prolin und Glycin beteiligt ist und im Osteoklasten hydrolytische und andere matrixlösende Enzyme produziert (Cameron), ist zumindest über elektrophoretische Transportmechanismen und permeabilitätsändernde Ionenverschiebungen durch Potentiale in seiner Funktion zu verändern.

Die Lipide können sowohl Phosphat- als auch Calcium-Ionen binden (Peck und Dirksen)..

Durch Untersuchungen von Irving und Wuthier wird die Funktion von sauren Phospholipiden als Calcium-Ionen-Transporter durch Membranen bestätigt. Andererseits spielt auch die Calcium-Ionen-Bindung in der Matrix an saure Phospholipide für die direkte Calcifizierung des Knorpels (Irving und Wuthier) und das Aufbrechen der Bindung im Calcium-Protein-Phospholipid und Lipoprotein-Komplex in der initialen Phase der Mineralisierung eine Rolle (Urist).

Nach Enlow, Conklin und Bang reichern sich dabei Lipide zwischen den Fibrillen und in den Chondrocyten an. Die Hydrolyse der Glyceride setzt Fettsäuren frei, die Calcium-Ionen anziehen und so lokalisiert die Konzentration von Mineral erhöhen können.

Wie bereits angedeutet, ist die ursprünglich von Robinson formulierte Theorie der Phosphatabspaltung aus Estern durch alkalische Phosphatase aus den Osteoblasten von Fleisch und Neuman fortentwickelt worden, die annahmen, daß die alkalische Phosphatase nicht nur bei der Bildung der Matrix von Bedeutung ist, sondern auch durch Hydrolyse Polyphosphate beseitigt, die die Mineralisierung hemmen.

Nach der komplexen Theorie von Urist geht die Mineralisierung in drei Phasen vor sich:

Calcium-Ionen sprengen eine Bindung zwischen Gewebsprotein und Lipomucoprotein, die durch Salzbrücken miteinander verbunden sind, auf, so daß das Lipomucoprotein abgelöst wird. Es bleibt so eine Höhle innerhalb der fixierten Gewebsproteine zurück.

In der zweiten Phase treten Phosphat-Ionen in die Höhle ein und bilden Ionenpaare mit Calcium-Ionen in der Bindung an das fixierte Gewebsprotein.

In der dritten Phase lagern sich an diese Calciumphosphate, die ein Nucleationszentrum darstellen, Ionen aus dem Serum an und formen einen Apatitkristall in der Höhle des fixierten Gewebseiweißes.

Glimcher faßt viele Einzelbeobachtungen in einer Theorie der Mineralisierung zusammen:

Durch die anionische Bindung des Mucopolysaccharids direkt oder über eine Komplexbindung des Mucopolysaccharids mit Kollagen, wobei wieder elektrostatische und elektrophoretische Mechanismen wirksam werden, werden Calcium-Ionen im Überschuß bereitgestellt. Dann tritt die Depolymerisierung des Mucopolysaccharids ein und setzt Calcium-Ionen frei. Diese lokale Calcium-Ionen-Konzentrationserhöhung könnte nach Ansicht von Glimcher auch durch Veränderungen im pH oder durch celluläre Aktion kontrolliert werden.

Zur Erhöhung der Phosphat-Ionen-Konzentration kann eine phosphorylaktive Glykogenolyse führen, möglicherweise wird auch Phosphat enzymatisch auf die Kollagenfibrille übertragen.

Eine weitere Voraussetzung für den Beginn der Nucleation ist darin zu sehen, daß Wasser in den Lücken, die von den Kollagenfibrillen bei der typischen Periodenbildung im 640 Angström-Abstand freigelassen werden, verbleibt. Nur wenn diese „Löcher" hydriert bleiben, können Ionen eindringen (Marino, Becker, Bachmann). Dabei sind auch elektrostatische Momente in der Begrenzung dieser Fibrillenlücken zu berücksichtigen (Glimcher und Krane).

Die Nucleation erfolgt nun durch katalytische Heterogenität im Bereich der 640 Angström-Bänderung, da sich hier die räumliche Struktur reaktiver Aminosäurenseitenketten auf Grund ihrer Ähnlichkeit im Kristallgitter (Kay, Young und Posner) als Nucleationszentrum für die Calcium- und Phosphat-Ionen zur Bildung des Hydroxylapatits anbietet. Vielleicht handelt es sich bei diesen reaktiven Gruppen um Lysine oder die Epsilon-amino-Gruppe, die zuerst mit dem Phosphat reagieren (Salomon).

Samachson weist darauf hin, daß das bei der Bildung von Hydroxylapatit entstehende Wasserstoff-Ion weggeschafft werden muß, damit der Prozeß weiter ablaufen kann. Auch das nun zunehmend freiwerdende und verdrängte Wasser muß abtransportiert werden (Eans, Termine und Posner). Bachra vertritt gleichfalls diese Hypothese der katalytischen Nucleation durch die Kollagenfibrillen an speziellen geladenen Aminosäurenseitengruppen und sieht die Bedeutung der alkalischen Phosphatase darin, durch Absplitterung blockierender Phosphatestergruppen die Mineralisierung zu deblockieren. Die Nuclei entwickeln sich zuerst in Form von dunkleren, ungeordneteren Formationen (60–80 Angström im Durchmesser) und wachsen dann innerhalb der sogenannten Lochzone der Fibrillen in Länge und Dicke zunehmend, bis sie die Überlappungszone der Fibrillen erreichen. Sie gewinnen dabei ein Kristallgitter höherer Ordnung (200 Angström Durchmesser, 640 Angström Länge) und stellen sich elektronenoptisch als hellere, elongierte Apatitkristalle dar (Höhling *et al.*). So beeinflußt das makromolekulare Arrangement des Kollagens die Länge und Anordnung der Apatitkristalle. Das weitere Wachstum der durch epitaktische Nucleation gebildeten Apatitkristalle findet nicht an allen Facetten, sondern durch Addition von Ionen an die leitende Facette einer Stufe oder Terrasse statt. Dieser „Fänger" zieht die Ionen aus der Lösung an, besser als eine glatte Oberfläche. Wenn die ganze Facettenfläche einer Stufe oder Terasse mit Ionen bedeckt ist, setzt eine neue Nucleation ein (Brown). Die Oberfläche eines Hydroxylapatitkristalls trägt fixierte elektrostatische Ladungen beiderlei Vorzeichens. Damit der Kristall wächst, muß die elektrostatische Feldstärke der fixierten Brücken den Ionen entsprechen, die angelagert werden sollen. Nach der Anlagerung dient dieses Ion selbst als Anlagerungspunkt für das nächste Ion entgegengesetzter Ladung. Das Konzept, daß die Matrix als physikalischer Ionenaustauscher aufzufassen ist, stellt den Schlüssel zum Verständnis der Wirkung des elektrischen Potentials auf das Apatitwachstum dar (Jahn).

Mit Hilfe des elektrischen Potentials könnte es demnach gelingen, den Knochen mit Ionen aufzufüllen, da mit zunehmender Verkalkung das zur Hydrierung der durchwandernden Calcium-Ionen erforderliche Wasser in abnehmendem Maße zur Verfügung steht, so daß, da die „Poren" immer kleiner werden und die Dichte der polaren Ladungen um diese Poren zunimmt, durch eine von außen einwirkende elektromotorische Kraft eine Steigerung des Calcium-Ionen-Angebots im bereits mineralisierten Knochen zustande kommen kann.

Rubin und Saffir reduzieren diese komplizierten Theorien das Calcifizierung auf die einfache Präcipitation von Calciumphosphat aus dem organischen Gel durch initiale Dissoziation von Phosphat aus Phosphat-Protein mit Hilfe der alkalischen Phosphatase.

Nach den Untersuchungen von Arnott und Pantard sowie von Hancox und Boothroyd beginnt die Mineralisierung innerhalb oder in unmittelbarer Nähe der cytoplasmatischen Fortsätze der Osteoblasten.

Auch Borness, Taves und Reedy, Kashiwa vertreten die Ansicht, daß Phosphat vor der Mineralisierung vermehrt in die Zellen eindringt.

Taves hält die Hypóthese der Nucleation durch die Matrix und die freie Diffusion der Ionen für nicht bewiesen und fordert das zusätzliche Funktionieren von cellulären „Pumpen", die Granula von Calcium und Phosphat bewegen sollen.

F. Osteolyse

Während die Untersuchungen von Paff, Schryver und Gwatkin bestätigten, daß ganz allgemein alkalische Bedingungen, wie sie an der Kathode bestehen, die Osteogenese fördern, werden im sauren Milieu — wie es an der Anode vorwiegend durch Anreicherung der Chlor-Ionen herrscht — die Lysosomen aktiviert (Digby). Die Resorption beginnt im Bereich der lacunären Begrenzung gegenüber den cytoplasmatischen Fortsätzen der Osteocyten durch die Tätigkeit der lysosomalen Körperchen, die saure Phosphatasen und hydrolytische Enzyme in sich tragen. In diesem Milieu kann Calcium-Phosphat aufgelöst werden; weiter produziert die Zelle Milchsäure, die ebenfalls Calcium-Phosphat auflösen kann. Die Osteolyse durch Osteocyten wurde zuletzt durch Belanger nachgewiesen. Schließlich resorbierten hydrolytische Enzyme der Lysosomen die Matrix. Der Calcium- und Phosphatabtransport könnte durch den Ionensortiereffekt an der Anode beschleunigt werden.

G. Osteocyten

Sie durchziehen mit cytoplasmatischen Fortsätzen, mit denen sie netzartig untereinander verbunden sind, den Knochen. Die Fortsätze werden durch eine limitierende Scheide, die vorwiegend aus Polysacchariden aufgebaut ist, begrenzt, die demnach die zirkulierende pericapilläre Flüssigkeit von calcifiziertem Knochen trennt. Die Zellen kontrollieren so die Austauschvorgänge zwischen den beiden compartments (Baud, Wassermann und Yaeger, Remagen, Höhling, Hall und Palmer).
Bassett wies darauf hin, daß piezoelektrische Aktivität durch Pumpenwirkung zur Ernährung der Osteocyten und zum Metabolismus des Knochens beitragen könnte.

IV. Beschleunigung der Osteotomieheilung

Prinzipielle Unterschiede zwischen der Osteogenese und der Callusbildung nach Frakturen und Osteotomien — zumindest was die Beeinflußbarkeit durch elektrische Potentiale angeht — bestehen wahrscheinlich nicht (Knöfler, Geiser, Küntscher, Yamagishi und Yoshimura, Krompecher, Lenart, Biblio und Pinter, Solheim, Shtacher und Firschein).

Die histologische und röntgenologische Untersuchung des an den Osteotomien gebildeten Callus zeigte, daß die Überbrückung des Spaltes zum überwiegenden Teil durch periostalen und endostalen Callus erfolgte. Es erhebt sich dabei die grundsätzliche Frage: Welche Bedeutung hat die sogenannte primäre Knochenbruchheilung und wie häufig wird sie festgestellt (Danis, Mueller, Schenk und Willenegger, Schenk und Straumann, Ecke)? Diese primäre Knochenbruchheilung ist in vivo nur sehr schwierig zu beurteilen, so daß der Zeitpunkt der vollen Belastbarkeit einer Osteotomie oder Fraktur, der erst nach Eintritt der knöchernen Fixierung gekommen ist, oft nicht sicher erkannt werden kann. Diese Schwierigkeit entfällt mit der Ausbildung eines belastungsstabilen Callus, der zum anderen auch die Funktion einer Osteosyntheseplatte schneller und zuverlässiger übernehmen kann.

Auf Grund zahlreicher Mitteilungen im neueren Schrifttum müssen wir heute annehmen, daß es auch unter experimentellen Bedingungen bei exakter Fixierung definierter Osteotomien und Frakturen häufig zur Knochenheilung über ein intramediär die Fragmente belastungsstabil fixierendes Callusgewebe kommt (Conaty, Murray und Hazelrig, Ecke, Geiser, Forgon und Bornemisza, Olerud und Danckwardt, Pizetti, Siliquini, Pavetto und Deipoli, Knöfler, Weber, Kaessmann und Hopf, Küntscher).

In unserer Betrachtung ist allerdings das Problem „Primäre oder sekundäre Osteotomieheilung" von geringerer Bedeutung. Für die Stimulierung der Callusbildung bei den Osteotomien durch elektrischen Strom können wir nach unseren theoretischen Ausführungen in allen Stadien der Osteotomieheilung Erklärungsmöglichkeiten finden: Die Differenzierung der Periost-, Endost-, Stamm- oder Mesenchym-Zellen zu Chondro- und Osteoblasten kann durch die Stimulation bzw. Verstärkung des frakturbedingten Potentials propagiert werden. Die Ausbildung der organischen Matrix kann intra- und extracellulär durch Imitation der gleichen (Fraktur-)Potentiale verstärkt werden.

Die anschließende Mineralisierung der Matrix, die zeitlich koincidiert mit einem Druckanstieg im Osteomiespalt (Münzenberg und Venbrocks), kann unter Zugrundelegung der zahlreichen beschriebenen Hypothesen in vielen Phasen durch die Einwirkung elektrischer Potentiale, die nunmehr physiologischerweise piezoelektrischer Natur sind, vorangetrieben werden.

Elektrische Potentiale könnten so nicht nur die bei intermittierender Stauchung (Rehn) auftretenden — durch Plattenosteosynthese abgeschwächten oder aufgehobenen — Biopotential ersetzen, sondern auch die ebenfalls bei Plattenosteosynthese ausgeprägte Spongiosierung verhindern oder zumindest verringern.

Es ist zu hoffen, daß die durch übungsstabile Osteosynthese in ideale Stellung gebrachten Fragmente nun nicht mehr operationsbedingt (Charnley) langsamer, sondern durch Stromeinwirkung rascher knöchern heilen.

V. Stimulierung der Callusbildung am Menschen

Als erster berichtete Cieszynski über eine Beschleunigung der knöchernen Heilung bei verzögerter Callusbildung und Pseudarthrosen durch äußerliche Anwendung elektrischer Potentiale (positive Elektrode!).

Durch ein negatives Potential konnte Cieszynski die Entzündung bei infiziertem Callus und Osteitis hemmen. Brighton, Friedenberg und Brighton sowie Lavine, Lustrin, Shamos, Rinaldi und Liboff berichten über Stimulierung der Callusbildung bei posttraumatischen und angeborenen Pseudarthrosen. Dabei wird meist die Kathode direkt an die Pseudarthrose herangebracht und die Anode weiter entfernt fixiert. Kontrollierter Batterie-Gleichstrom bis zu 10 µA wird angewendet. Diese Methode basiert auf Versuchen zur Beschleunigung der Frakturheilung am Wadenbein des Kaninchens. Jörgensen schaltete die Schraube eines Hoffmann-Apparates zu beiden Seiten der Fraktur als Elektroden. Er konnte durch pulsierenden asymmetrischen Gleichstrom (Amplitudenspitze = 500 µA) eine Beschleunigung der Frakturheilung um 30% erzielen.

Kraus und Lechner brachten langsam alternierende Wechselpotentiale durch Induktion (Weigert) an durch Metallplatten oder Marknägel stabilisierte Pseudarthrosen heran und beobachteten eine Stimulierung der Callusbildung.

Auch wir können über erste Erfahrungen bei der Anwendung von direktem Gleichstrom zur Beschleunigung der knöchernen Überbrückung bei Verlängerungsosteotomie und verzögerter Callusbildung und Pseudarthrosen am Oberschenkel des Erwachsenen berichten. Es wird dabei eine stabile Plattenosteosynthese und Spananlagerung vorgenommen. Über dem Knochendefekt wird die Kathode im Knochen fixiert und zirkulär um das Periost geführt, die Anode auf der anderen Seite des Knochendefekts 5−7 cm proximal oder distal hiervon im Knochen implantiert. Am Beispiel einer Femurverlängerungsosteotomie wurde der proximale der beiden gleich großen Defekte unter 8 µA Gleichstrom gesetzt. Die Röntgenkontrolle 12 Wochen post op. läßt erkennen, daß die Callusformation am proximalen Defekt etwas stärker ausgebildet ist (Abb. 39a u. b) als am distalen, der weiter von der Kathode entfernt ist.

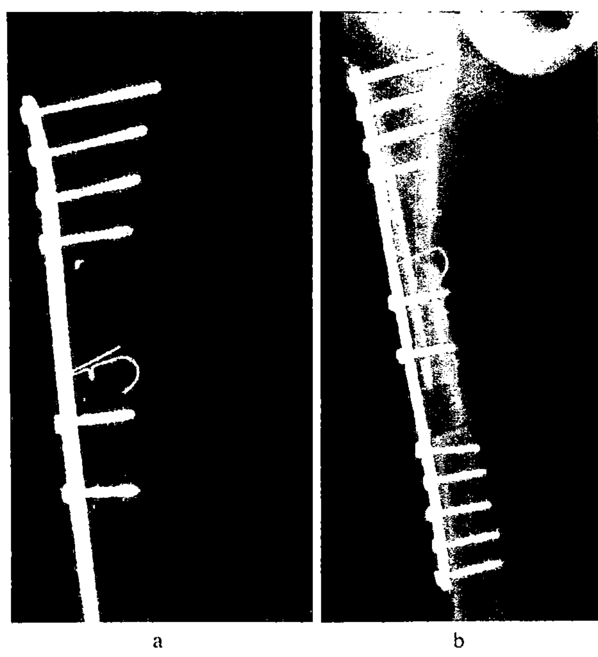

Abb. 39. a Verlängerungsosteotomie am Oberschenkel bei einer 30jährigen Frau. 2-förmige Osteotomie, Verlängerung um 2,7 cm in einer Sitzung, Osteosynthese mit breiter A.O.-Platte, Defekte mit autologer Spongiosa aufgefüllt, Anode proximal, Kathode zirkulär und intramedullär am proximalen Defekt, Röntgenkontrolle nach der Operation. Gleichstrom von 7 µA. b Röntgenkontrolle 12 Wochen später, beide Defekte geschlossen, proximal besserer Einbau der Späne als distal durch stärkere Kathodenwirkung proximal?

VI. Zusammenfassung

Nach einer einleitenden Besprechung neuer Erkenntnisse auf dem Gebiet der Bioelektrik im allgemeinen und der Elektroosteologie im besonderen werden eigene Experimente an Kaninchen beschrieben.

Diese umfassen Versuche zur Erzeugung von endostalem Knochen in der Tibiamarkhöhle in Abhängigkeit von Stromstärken zwischen 6 und 50 µA sowie Untersuchungen über den zeitlichen Ablauf der Mechanismen.

Diese Versuche wurden mit einer neu entwickelten Gleichstrombatterieeinheit durchgeführt, die gestattet, bei ständiger Kontrolle die Stromstärke exakt konstant zu halten.

Es wurden Versuche zur Wachstumsbeschleunigung an Kaninchenfemora und -tibiae mit Hilfe von Thyratronimpulsen und induzierten Wechselströmen im elektromagnetischen Feld vorgenommen, die keine signifikanten Ergebnisse brachten. Weiter wurden Versuche zur Wachstumsstimulierung mit Hilfe der Batteriegleichstromeinheit durchgeführt. Dabei gelang es, mit Stromstärken von 35 µA über 8 Wochen eine Wachstumsbeschleunigung von 3−4 mm an der Kaninchentibia zu erzielen. Durch Anwendung des Batteriegleichstroms und des induzierten Wechselstroms sowie von pulsierendem Batteriegleichstrom gelang es, Tibiaquerosteotomien an Kaninchen, die durch Osteosyntheseplatten unter Druck fixiert waren, in verschiedenen Anordnungen im Rechts-Links-Versuch einer schnelleren knöchernen Heilung zuzuführen.

Diese Beschleunigung der Callusbildung bei Querosteotomien konnte in Versuchen an Schafen reproduziert werden.

Eine Besprechung und Erklärung dieser gesamten Ergebnisse im Lichte der modernen biochemischen Theorien der Osteogenese, speziell der Mineralisierungshypothesen, folgt.

Zum Schluß wird über erste positive Erfahrungen bei der Anwendung von elektrischen Potentialen zur Förderung der Osteogenese am Menschen berichtet.

VII. Literatur

Ali, S. Y.: The degradation of cartilage matrix by an intracellular protease. Biochem. J. **93**, 611 (1964)

Allen, J. A., Harrison, T. J.: The effect of amino-acetonitrile on rib regeneration. J. Anat. **104**, 180 (1969)

Ambrose, E. J.: Nature **177**, 576 (1953), zit. bei Ben-Or, Eisenberg, Dolganski

Ambrose, E. J., Easty, G. C.: Abstr. 7th Int. Canc. Congress, London, p. 162 (1958), zit. bei Humphrey und Seal

Anderson, C. E., Parker, J.: Invasion and resorption in enchondral ossification. J. Bone Jt Surg. **48-A**, 899 (1966)

Anderson, J. C., Eriksson, C.: Electrical properties of wet collagen. Nature **218**, 166 (1968)

Andres, G.: Experiments on the fate of dissociated embryonic cells disseminated by the vascular route. J. exp. Zool. **122**, 507 (1953)

Andrews, T., Friedenberg, Z. B.: In vivo bone reactions to varying direct currents. J. Bone Jt Surg. **52-A**, 600 (1970)

Arnott, H. J., Pantard, F. G. E.: Osteoblast function and fine structure Israel. J. med. Sci. **3**, 657 (1967)

Athenstaedt, H.: Permanent electric polarization and pyroelectric behaviour of the vertebrate skeleton. V. The appendicular skeleton of the vertebrates. — VI. The appendicular skeleton of man. Z. Anat. Entwickl.-Gesch. **131**, 1 u. 21 (1970)

Bachra, B. N.: Some molecular aspects of tissue calcification. Clin. Orthop. **51**, 199 (1967)

Bachra, B. N.: Calcification in vitro of collagenous modell systems. Calcif. Tiss. Res. **4**, (Suppl.), 31 (1970)

Barcroft, H., Bonnar, W., Edholm, O.: J. Physiol. **106**, 271 (1947), zit. bei Knoch und Kramer

Bassett, C. A. L.: Current concepts of bone formation. J. Bone Jt Surg. **44-A**, 1217 (1962)

Bassett, C. A. L.: Electrical effects in bone. Sci. Amer. **213**, 18 (1965)

Bassett, C. A. L.: Electromechanical factors regulating bone architecture. In: Calcified Tissues 1965. Proc. 3rd Europ. Symp. Calcif. Tiss., p. 78. Ed. by Fleisch, H., Blackwood, H. J. J., Owen, M. Berlin-Heidelberg-New York: Springer 1966

Bassett, A. C. L.: The effect of electrical currents on bone structure. J. dent. R. **44**, 1112 (1965)

Bassett, C. A. L.: The biological significance of piezoelectricity. Calcif. Tiss. Res. **1**, 252 (1968)

Bassett, C. A. L., Becker, R. O.: Generation of electrical potentials by bone in response to mechanical stress. Science **137**, 1063 (1962)

Bassett, C. A. L., Herrmann, I.: Influence of oxygen concentration and mechanical factors on differentiation of connective tissues in vitro. Nature **190**, 460 (1961)

Bassett, C. A. L., Pawluck, R. J., Becker, R. O.: Effects of electrical currents on bone in vivo. Nature **204**, 652 (1964)

Baud, C. A.: Submicroscopic structure and functional aspects of the osteocyte. Clin. Orthop. **56**, 227 (1968)

Bazenhov, V. A.: Piezoelectric properties of wood. New York: Consultants Bureau, p. 180 (1961)

Becker, R. O.: The bioelectric factors in amphibian limb regeneration. J. Bone Jt Surg. **43-A**, 643 (1961)

Becker, R. O., Bachmann, C. H.: Letter to the editor. Clin. Orthop. **43**, 251 (1965)

Becker, R. O., Bassett, C. A. L., Bachmann, C. H.: Bioelectric factors controlling bone structure. Bone biodynamics. Boston: Little-Brown 1964

Becker, R. O., Bassett, C. A. L., Bachmann, C. H.: The bioelectric control system regulating bone growth. Proc. Int. Symp. on Biodyn. of Bone. Boston: Little-Brown 1964

Becker, R. O., Murray, D. G.: A method for producing cellular differentiation by means of very small electrical currents. Trans. N.Y. Acad. Sci. **29**, 606 (1967)

Becker, R. O., Murray, D. G.: The electrical controlsystem regulating fracture healing in amphibians. Clin. Orthop. **73**, 169 (1970)

Bedacht, R.: Tierexperimentelle Untersuchungen mit autologen und heterologen Implantaten in Röhrenknochen. Vortrag auf dem Deutschen Chirurgen-Kongress 1971, München

Belanger, L. F.: Osteocytic osteolysis. Calcif. Tiss. Res. **4**, 1 (1969)

Belous, A. M., Pankov, E. Y.: Structural and morphological features of bone tissue regeneration under the influence of RNA. Ortop. Travm. Protez. **8**, 14 (1966)

Belous, A. N., Pankor, E. Y., Gusckava, V. A., Savenko, N. F., Timoshenko, O. P.: Effect of exogenous RNA and ultrasound on the healing of bone fractures in rats. Bull. éksp. Biol. Med. **67**, 85 (1969)

Benfer, J., Struck, H., Hernandez-Richter, H, J.: Stimulierung der Frakturheilung durch lösliches Kollagen. Vortrag auf dem Deutschen Chirurgen-Kongress 1971, München

Ben-Or, S., Eisenberg, S., Dolganski, F.: Electrophoretic mobilities of normal and regenerating cells. Nature **188**, 1200 (1960)

Bentley, G., Greer, R. B.: The fate of chondrocytes in endochondral ossification in the rabbit. J. Bone Jt Surg. **52-B**, 571 (1970)

Bentrup, F. W.: Zur Morphogenese pflanzlicher Zellen im elektrischen Feld. Naturwissenschaften **54**, 142 (1967)

Bessler, W.: Szintigraphische Untersuchungen nach Frakturen und Knochenoperationen. Fortschr. Röntgenstr. **107**, 654 (1967)

Bethge, J. F. J.: Beschleunigung der Frakturheilung durch Calcergie und Calciphylaxie. Vortrag auf dem Deutschen Chirurgen-Kongress 1971, München

Bethge, J. F. J., Altenähr, E.: Versuche zur Verkürzung der Frakturheilungszeit. Langenbecks Arch. Klin. Chir. **321**, 318 (1968)

Binzus, G.: Bestimmung der Stoffwechselzustände in Kapsel, Synovialflüssigkeit und verschiedenen Knorpelschichten des normalen Gelenkes aus der LDH-Isoenzymverteilung. Verh. dtsch. Orthop. Ges. **53**; Beih. Z. Orthop. **103**, 75 (1967)

Block, W.: Die normale und gestörte Knochenbruchheilung. Stuttgart: F. Enke 1956

Böhler, L.: Are there means to promote callus formation? Callus Symposium. Budapest: Akad. Kiado 1967

Borle, A. B.: Membrane transfer of Calcium. Clin. Orthop. **52**, 267 (1967)

Bornemisza, G., Bako, G.: Bruns' Beitr. klin. Chir. **194**, 499 (1958), zit. bei Schuhmacher und Wischhusen.

Boros, J., Glauber, A., Lenart, G., Pinter, J.: Physical phenomena at the compression of bones. Symp. Biol. hung. **7**, 133 (1967)

Bowness, J. M.: Present concepts of the role of the groundsubstance in calcification. Clin. Orthop. **59**, 233 (1968)

Brighton, C. T.: Trauma 11, 883, ref. in: A powerful new way of healing. Med. World News **1971**, 680.

Brighton, C. T., Friedenberg, Z. B., Black, J.: Cellular effects of applied electrical current in connective tissue. 12. Congress Sicot Tel Aviv, S. 234 (1972)

Brighton, C. T., Krebs, A. G.: Oxygen Tension of Healing Fractures in the Rabbit. J. Bone Jt Surg. **54-A**, 323 (1972)

Brown, E. W.: Crystal growth of bone mineral. Clin. Orthop. **44**, 205 (1966)

Bullough, W. S., Laurence, E. B.: Exp. Cell. Res. **21**, 394 (1960), zit. bei Knöfler

Burge, M., Sobel, A. E.: Calcification in vitro and phosphatase activity. J. Bone Jt Surg. **42-B**, 138 (1960)

Burr, H. S.: Yale J. Biol. and Med. **12**, 277 (1939), zit. bei Humphrey and Seal

Cameron, D. A.: The Golgi apparatus in bone and cartilage cells. Clin. Orthop. **58**, 191 (1968)

Carey, L. C., Lepley, D.: Effect of continous D.C. electric currents on wound healing. Surg. Forum **13**, 32 (1962)

Chapchal, G., Zeldenrust, J.: Experimental research for promoting longitudinal growth of the lower extremities by irritation of the growth region of femur and tibia. Acta orthop. scand. **17**, 371 (1948)

Charnley, J.: The closed treatment of common fractures. Edinburgh-London: Livingstone 1961

Chrisman, O. D.: The ground substance of connective tissue. Clin. Orthop. **36**, 184 (1964)

Christensen, H. H.: Elektrolytstoffwechsel. Berlin-Heidelberg-New York: Springer 1970

Cieszynski, T.: Electric factor in bone regeneration. Symp. Biol. Hung. **7**, 269 (1967)

Cieszynski, T.: Influence of negative electricity on infected callus and osteitis. Acta morph. Acad. Sci. hung. **15**, 309 (1967)

Cieszynski, T.: Influence of positive electricity on delayed callus and pseudarthrosis. Acta morph. Acad. Sci. hung. **15**, 305 (1967)

Cieszynski, T.: Stimulation and suppression of bone regeneration by electrical polarization in humans. Calcif. Tiss. Res. 4 (Suppl.), 134 (1970)

Cochran, G. V. B., Pawluck, R. J., Bassett, C. A. L.: Electro-mechanical-characteristics of bone under physiologic moister conditions. Clin. Orthop. **58**, 249 (1968)

Colago, V., *et al.*: An evaluation of the effect of powdered collagen on the healing of experimental bone defects. Canad. J. Surg. **8**, 412 (1965)

Compere, E. L., Adams, C. O.: Studies of longitudinal growth of long bones. J. Bone Jt Surg. **19**, 922 (1937)

Conaty, J. F., Murray, W. R., Hazelrig, P.: Microangiography of bone healing with plate fixation. J. Bone Jt Surg. **52-A**, 816 (1970)

Cooper, D. R., Russel, A. E.: Intra- and intermolecular crosslinks in collagen in tendon, cartilage and bone. Clin. Orthop. **67**, 188 (1969)

Cox, R. W., Grant, R. A.: The structure of the collagen fibril. Clin. Orthop. **67**, 172 (1969)

Curri, S. B., Campailla, E.: Hyaluronic acid and osteogenesis: Its influence on embryonal growth and on development of bone callus. Clin. Orthop. **18**, 433 (1966)

Danis, R.: Théorie et pratique de ol'stéosynthèse. Paris: Masson 1949

De Duve, Ch.: The lysosome concept. In: Lysosomes. Ed. by A. S. A. De Renck, M. P. Cameron. London: Churchill 1963

De Ponti, L., Baccari, G.: Observations on the use of cortisone in the treatment of the delayed healing of fractures. Minerva Ortop. **18**, 233 (1967)

Deutsch, A., Gudmundson, C.: Nucleic acids in regenerating rabbit bone. Clin. Orthop. **69**, 239 (1970)

Digby, P. S. B.: Mechanism of sensitivity to hydrostatic pressure in the prawn, palaemonetes varians leach. Nature **191**, 366 (1961)

Digby, P. S. B.: Mechanism of calcification in mammalian bone. Nature **212**, 1250 (1966)

Doyle, J. R., Smart, B. W.: Stimulation of bone growth by short wave diathermy. J. Bone Jt Surg. **45-A**, 15 (1963)

Dulce, H.-J.: Mineralgehalt, Grundsubstanzzusammensetzung und Enzymaktivitäten im Kallusgewebe und in rachitischen Knochen von Ratten. Hoppe-Seylers Z. physiol. Chem. **320**, 1 (1960)

Dziewiatkowski, D. D.: Vitamine D and enchondral ossification in the rats as indicated by the use of S_{35} and P_{32}. J. exp. Med. **100**, 11 (1954)

Eans, E. D., Termine, J. D., Posner, A. S.: Amorphous calcium phosphate in skeletal tissues. Clin. Orthop. **53**, 223 (1967)

Ecke, H.: Histologische Beobachtungen zum Wesen der primären Knochenheilung. Arch. orthop. Unfall-Chir. **56**, 475 (1964)

Eger, W.: Kalziumnachweis und Mineralisation des Knochengewebes. Verh. dtsch. Ges. Path. **37**, 54 (1963)

Elo, J. O.: The effect of subperiosteally implanted autogenous whole thickness skin graft on growing bone. Acta Orthop. scand. Súppl. 45 (1960)

Enlow, D. H., Conklin, J. L., Bang, S.: Observations on the occurence and the distribution of lipids in compact bone. Clin. Orthop. **38**, 157 (1965)

Epker and Frost: Zit. bei Bassett, The biological significance of piezoelectricity

Fantato, S.: Experimental research on the action of ATP and phosphocreatine in the osteogenesis of fracture callus. Minerva Ortop. **18**, 206 (1967)

Fernandez, F: Collagen biosynthesis. Clin. Orthop. **68**, 163 (1970)

Firschein, H. E.: Collagen and mineral dynamics in bone. Clin. Orthop. **66**, 212 (1969)

Flandre, O., Damon, M., Secchi, J., Peillex, F., Antoine, G.: The effect of N-acetyl-amino-6-hexanoic acid on the ossification processes in rats with experimental fractures. Therapie **21**, 1145 (1966)

Fleisch, H., Neuman, W. F.: On the role of phosphatase in the nucleation of calcium phosphate by collagen. J. Amer. chem. Soc. **82**, 3783 (1960)

Földes, I.: Effect of phosphate esters on callus formation. Acta chir. Acad. Sci. hung. **5**, 141 (1964)

Forgon, M., Bornemisza, G.: Compression Callus. Acta morph. Acad. Sci. hung. 15, 345 (1967)

Frey, W. K.: Profilmessung und Szintigraphie des Skeletts. In: Angiologie und Szintigraphie bei Knochen- und Gelenkerkrankungen, hrsg. v. R. Glauner. Stuttgart: G. Thieme 1971

Frey, W. K., Sonntag, A., Scheybani, M. Sch., Kraus, O., Fuchs, P.: Knochenszintigraphie mit Sr_{85}. Fortschr. Röntgenstr. 106, 206 (1967)

Friedenberg, Z. B., Brighton, C. T.: Bioelectric Potentials in bone. J. Bone Jt Surg. 48-A, 915 (1966)

Friedenberg, Z. B., Kohanim, M.: The effect of direct current on bone. Surg. Gynec. Obstet. 127, 97 (1968)

Friedenberg, Z. B., Smith, H. G.: Electrical potentials in intact and fractured tibia. Clin. Orthop. 63, 222 (1969)

Friedenberg, Z. B., Brighton, C. T.: Stimulation of fracture healing by electric current. 12. Congress Sicot Tel Aviv, p. 233 (1972)

Fueger, G. F., Tscherne, H., Schwarz, G., Szyszkowitz, R.: Szintigraphische Untersuchungen mit Sr_{87m}-Zitrat zur Beurteilung der Frakturheilung. In: Angiologie und Szintigraphie bei Knochen- und Gelenkerkrankungen, hrsg. v. R. Glauner. Stuttgart: G. Thieme 1971

Fukada, E.: Piezoelectricity in crystalline high polymers. Rep. Kobayashi Sci. Res. Lab. 9, 45 (1959)

Fukada, E., Yasuda, I.: On the piezoelectric effect of bone. J. Phys. Soc. Jap. 12, 1158 (1957)

Fueger, G. F.: Piezoelectric effects in collagen. Jap. J. Appl. Phys. 3, 117 (1964)

Fullmer, H. M.: Enzymes in mineralized tissues. Clin. Orthop. 48, 285 (1966)

Gardner, E.: Osteogenesis in the human embryo and fetus. In: The Biochemistry and Physiology of Bone, p. 359: edit. by G. H. Bourne. New York: Academic Press 1956

Geiser, M.: Beiträge zur Biologie der Knochenbruchheilung. Beih. Z. Orthop. 97 (1963)

Gemählich, M.: Ein neues Prinzip zur Verlängerung der Überlebenszeit von Hauthomoiotransplantaten. Bruns' Beitr. klin. Chir. 210, 245 (1965)

Gemählich, M., Baenkler, H. W., Elster, K.: Histologische Überprüfung der Überlebensdauer elektrisch durchströmter Hauthomoiotransplantate bei Kaninchen. Z. ges. exp. Med. 141, 257 (1967)

Glimcher, M. J.: Molecular biology of mineralized tissues with particular reference to bone. Rev. mod. Phys. 31, 359 (1959)

Glimcher, M. J.: A basic architectural principle in the organisation of mineralized tissue. Clin. Orthop. 61, 16 (1968)

Glimcher, M. J., Hodge, A. J., Schmitt, F. O.: Macromolecular aggregation states in relation to mineralization: the collagen-hydroxylapatit system as studied in vitro. Proc. nat. Acad. Sci. 43, 860 (1957)

Glimcher, M. J., Krane, S. M.: Studies of the interactions of collagen and phosphates. In: Radioist. and Bone, p. 393. Oxford: Blackwell 1962

Göhre, E.: Der zeitliche Ablauf der endostalen Knochenbildung in der Kaninchentibia, hervorgerufen durch Gleichstrom. Inaugural-Dissertation, Freie Universität Berlin, 1971

Goethe, J. W. von: Faust, I. Teil. In: Werke, Bd. 3, S. 82. Berlin: Grote 1883

Granberry, W. M., Janes, J. M.: The lack of effect of microwave diathermy on the rate of growth of bone of the growing dog. J. Bone Jt Surg. 45-A, 773 (1963)

Grebe, S. F., Schirmer, H., Bosnar, M., Kraus, J.: Die Sr_{87m}-Szintigraphie bei Frakturen. In: Angiologie und Szintigraphie bei Knochen- und Gelenkerkrankungen, hrsg. v. R. Glauner. Stuttgart: G. Thieme 1971

Greer, R. B., Janicke, G. H., Mankin, H. J.: Protein-polysaccharid synthesis at three levels of the normal growth plate. Calcif. Tiss. Res. 2, 157 (1968)

Greulich, R. C.: An autoradiographic study of organically bound $Carbon_{14}$ in growing epiphyseal cartilage and bone. J. Bone Jt Surg. 38-A, 611 (1956)

Grobstein, C., Zwilling, E.: Modification of growth and differentiation of chorioallantoic grafts of chick-blastoderm pieces after cultivation at a glass-clot interface. J. exp. Zool. 122, 259 (1953)

Grundfest, H. G.: Some comparative biological aspects of membrane permeability control. Fed. Proc. 26, 1613 (1967)

Gupta, L. P., Udupa, K. N.: The effect of sex hormones on fracture repair. Curr. med. Pract. 9, 427 (1965)

Gutman, A. B., Yu, T. F.: A concept of the role of enzymes in endochondral calcification. Transactions of the 2nd Conference of Metabolic Transactions. New York: Josiah Macy Found 1950

Haas, S. L.: Stimulation of bone growth with an electric current. J. Bone Jt Surg. 45-A, 656 (1963)

Häggqvist, G.: Über Entwicklungs- und Auflösungsprozesse in Bindegewebe, Knorpel und Knochengewebe. Acta chir. scand. 65, 180 (1929)

Hall, B. K.: The origin of cartilage and bone from common stem cells. Calcif. Tiss. Res. 4, (Suppl.) 147 (1970)

Hall, D. O., Palmer, J. M.: Mitochondrial research today. Nature 221, 717 (1969)

Hambury, H. J., Watson, J., Sivyer, A., Ashley, D. J. B.: Effect of microamp. electrical currents on bone in vivo and its measurement using Sr_{85} uptake. Nature 231, 190 (1971)

Hancox, N. M., Boothroyd, B.: Electron microscopy of the early stages of osteogenesis. Clin. Orthop. 40, 153 (1965)

Hancox, N. M.: Electron microscope observations of osteogenesis. 4th Europ. Symp. Calcif. Tiss. 1966. Exc. med. Found. Congr. Ser. 120, 42

Hekkelman, J. W.: Studies on the alkaline phosphatase activity of the surface of living bone cells. Calcif. Tiss. Res. 4 (Suppl.), 73 (1970)

Helferich, H.: Über künstliche Vermehrung der Knochenneubildung. Langenbecks Arch. klin. Chir. 36, 873 (1887)

Hermann, L.: Tierexperimentelle Untersuchung zur Frakturheilung bei unterschiedlichem Behandlungsmodus. Acta biol. med. germ. 20, 845 (1968)

Herring, G. M.: The chemical structure of tendon, cartilage and bone matrix. Clin. Orthop. 60, 261 (1968)

Hiertonn, T.: Arteriovenous anastomoses and acceleration of bone growth. Acta orthop. scand. 26, 322 (1957)

Hintzsche, E.: Die Osteoblastenlehre und die neueren Anschauungen vom normalen Verknöcherungsvorgang. Ergebn. Anat. Entwickl.-Gesch. 27, 413 (1927)

Hirschman, A., Dziewiatkokski, D. D.: Proteinpolysaccharid loss during endochondral ossification. Science 154, 393 (1964)

Höhling, H. J., Themann, H., Vahl, J.: Collagen and apatite in hard tissues and pathological formations from a crystal chemical point of view. In: Calcified Tissues 1965. Proc. 3rd Europ. Symp. Calcif. Tiss., p. 146. Ed. by H. Fleisch, H. J. J. Blackwood, M. Owen. Berlin-Heidelberg-New York: Springer 1966

Höhling, H. J., Hall, T. A., Boothroyd, B., Cooke, C. J., Duncumb, P., Fitton-Jackson, S.: Untersuchungen der Vorstadien der Knochenbildung mit Hilfe der normalen und elektronenmikroskopischen Electronenprobe X-Ray Mikroanalysis. Naturwissenschaften 54, 620 (1967)

Humphrey, C. E., Seal, E. H.: Biophysical approach toward tumor regression in mice. Science 130, 388 (1959)

Iida, H.: On electrical callus produced by an alternating current. J. Kyoto Pref. Med. Univ. 60, 561 (1956)

Iida, H.: Study on dynamic and electric callusses of bone. J. Jap. Orthop. Surg. Soc. 31, 645 (1957)

Ikuta, H.: Histochemical study of experimental callus. Kurume med. J. 12, 92 (1965)

Irving, J. T., Wuthier, R. E.: Histochemistry and biochemistry of calcification with special reference to the role of lipids. Clin. Orthop. 56, 237 (1960)

Ives und Ganz: Zit. bei Bassett: The biological significance of piezoelectricity

Jaffé, O.: Zit. bei Bassett: The biological significance of piezoelectricity

Jaffé: Proc. nat. Acad. Sci. (Wash.) 56, 1102 (1966), zit. bei Bentrup

Jahn, T.: A possible mechanism for the effect of electrical potentials on apatit formation in bone. Clin. Orthop. 56, 261 (1968)

Janec, J.: Wirkung des Superanabol auf die Mineralisation des Kallus. Acta. Chir. orthop. Traum. čech. 33, 472 (1966)

Janes, J. M., Elkins, E. C.: The effect of a surgically induced arteriovenous fistula on bone growth. Proc. Mayo Clin. 27, 335 (1952)

Jellinek, S.: Biologische Effekte von Blitz und Stromschlag. Triangel (De.) 3, 104 (1957)

Jernberger, A.: Measurement of stability of tibial fractures. Acta orthop. scand. Suppl. 135, (1970)

Jethi, R. K., Inlow, C. W., Wadkins, C. L.: Studies of the mechanism of biological calcification. Calcif. Tiss. Res. 6, 81 (1970)

Jibril, A. O.: Proteolytic degradation of ossifying cartilage matrix and the removal of acid mucopolysaccharis prior to bone formation. Biochim. biophys. Acta (Amst.) 136, 162 (1967)

Johnson, L. C.: Morphologic analysis in pathology: The kinetics of deseases and general biology of bone. Bone Biodynamics. Boston: Little-Brown 1964

Jones, A. R.: Mitochondria, calcification and waste disposal. Calcif. Tiss. Res. 3, 363 (1969)

Jørgensen, T. E.: The effect of electric current on the healing time of crural fractures. Acta orthop. scand. 43, 421 (1972)

Kashiwa, H. K.: Calcium phosphate in osteogenic cells. Clin. Orthop. 70, 200 (1970)

Kasimenko, V. B.: On the mechanism of protozoa cell orientation in variable electromagnetic fields. Dokl. Akad. Nauk SSSR, Otd. Biol. 13, 730 (1969)

Kay, M. T., Young, R. A., Posner, A. S.: Crystal structure of hydroxyapatite. Nature 204, 1050 (1965)

Keech, M. K.: The formation of fibrils from collagen solutions. J. biophys. biochem. Cytol. 9, 193 (1961)

Kember, N. F.: Cell division in endochondral ossification. J. Bone Jt Surg. 42-B, 824 (1960)

Khvedelidze, M. A., Dumbadze, S. I., Lomsadze, M. S., Datevashvili, N. A.: A study of the orientation of plant seeds in a constant magnetic field before the beginning of sprouting. Elektron Obrab Mater **1**, 58 (1968)

Knoch, H. G.: Der Einfluß von Nieder- und Hochfrequenzschwingungen auf das Kallusgewebe im Tierexperiment. Zbl. Chir. **92**, 1784 (1967)

Knoch, H. G., Kramer, C.: Der Einfluß von Dondren auf die Kallusbildung. Zbl. Chir. **92**, 2174 (1967)

Knöfler, E. W.: Die biomechanischen Induktionen bei der Knochenbruchheilung. Beih. Z. Orthop. **104**, (1967)

Krane, S. M., Glimcher, M. J.: Protein phosphorus and phosphokinases in connective tissues. In: Calcified Tissues 1965. Proc. 3rd Europ. Symp. Calcif. Tiss., p. 168. Ed. by Fleisch, H., Blackwood, H. J. J., Owen, M. Berlin-Heidelberg-New York: Springer 1966

Kraus, W., Lechner, F.: Die Heilung von Pseudarthrosen und Spontanfrakturen durch strukturbildende elektrodynamische Potentiale. Münch. med. Wschr. **114**, 1814 (1972)

Krompecher, S.: Die Knochenbildung. Jena: G. Fischer 1937

Krompecher, S.: Die Grundlagen der Eierschalentherapie. Jena: G. Fischer 1958

Küntscher, G.: Bruns' Beitr. klin. Chir. **191**, 189 (1955), zit. bei Knoch und Kramer

Küntscher, G.: Das Kallusproblem. Arch. orthop. Unfall-Chir. **49**, 1 (1957)

Küntscher, G.: Das Kallusproblem. Prakt. Chir. **86** (1970)

Laitinen, O.: The metabolism of collagen and its hormonal control in the rat. Acta endocrin. accomp. **56** (Suppl.), 120 (1967)

Langenbeck, B. von: Über krankhaftes Längenwachstum der Röhrenknochen und seine Verwertung für die chirurgische Praxis. Berl. klin. Wschr. **6**, 265 (1869)

Langenskiöld, A., Edgren, W.: The growth mechanism of the epiphyseal cartilage in the light of experimental observations. Acta orthop. Scand. **19**, 19 (1949)

Langenskiöld, A., Rytomaa, A. T., Videman, T.: An autoradiographic study with S_{35} sulfate on the growth in diameter of epiphyseal cartilage in rabbits. Acta orthop. scand. Suppl. **106** (1967)

Lavine, L. S.: The influence of direct electric current in vivo. Proc. 6th Europ. Symp. Calcif. Tiss., p. 9 (1968)

Lavine, L. S., Lustrin, I., Shamos, M. H., Moss, M. L.: The Influence of Electric Current on Bone Regeneration in Vivo. Acta orthop. scand. **42**, 305 (1971)

Lavine, L. S., Lustrin, I., Shamos, M., Rinaldi, R., Liboff, A.: Electric stimulation of bone healing. 12. Congress Sicot, p. 235 (1972)

Lelkes, G., Meszaros, L.: In: Krompecher, S., Die Grundlagen der Eierschalentherapie. Jena: G. Fischer 1958

Lemperle, G., Krönlein, H. E., Mende, R.: Prolonged survival of skin allografts after treatment with direct current. Europ. Surg. Res. **1**, 50 (1969)

Lettin, A. W.: Effect of rigid fixation on the mechanical properties of healing cortical bone. J. Bone Jt Surg. **51-B**, 177 (1969)

Levy, D. D., Rubin, B.: Inducing bone growth in vivo by pulse Stimulation. Clin. Orthop. Rel. Res. **88**, 218 (1972)

Lewis, G. P., Work, T.: Physiol. **135**, 7 (1957), zit. bei Knöfler

Liberman, E. A., Topaly, V. P., Tsofina, L. M.: Mechanism of coupling oxydative phosphorylation and the membran potential of mitochondria. Nature **222**, 1076 (1969)

Lindholm, S., Lindholm, R., Liukko, P.: Fracture healing and mastcells. The periosteal callus in rats. Acta orthop. scand. **38**, 115 (1967)

Lindholm, S., Lindholm, R., Liukko, P.: Fracture healing and mastcells. Influence of 17-Hydroxycorticosterone. Acta orthop. scand. **38**, 123 (1967)

Lindholm, S., Lindholm, R., Paasimäki, J.: Frakture healing and mastcells. Action of combined growth hormon and thyreotropin. Acta orthop. scand. **38**, 129 (1967)

Lindholm, S., Lindholm, R., Liukko, P., Isckääntä, S., Rossi, R., Autio, E., Tamminen, E.: The mastcell as a component of callus in healing fractures. J. Bone Jt Surg. **51-B**, 148 (1969)

Lund, E. J.: Bot. Gaz. **76**, 288 (1923), zit. bei Bentrup

Lund, E. J.: Experimental control of organic polarity by the electrical current. J. exp. Zool. **41**, 155 (1925)

Lund, E. J.: Bioelectric fields and growth. Austin, Texas: Univ. Tex. Press 1947

Marchand, F.: Der Prozeß der Wundheilung mit Einschluß der Transplantation. Neue Dtsch. Chir. 1901

Marino, A. A., Becker, R. O.: Piezoelectric effect on growth control in bone. Nature **228**, 273 (1970)

Marino, A. A., Becker, R. O.: The effect of electric current on rat tail tendon collagen in solution. Calcif. Tiss. Res. **4**, 330 (1970)

Marino, A. A., Becker, R. O., Bachmann, C. H.: Dielectric determination of bond water of bone. Phys. in Med. Biol. **12**, 367 (1967)

Marino, A. A., Becker, R. O.: Origin of the piezoelectric effect in bone. Calcif. Tiss. Res. **8**, 177 (1971)

Maroudas, A., Bullough, P., Swanson, S. A. V., Freeman, M. A. R.: The permeability of articular cartilage, J. Bone Jt Surg. **50-B**, 166 (1968)

Martin, J. H., Matthews, J. L.: Mitochondrial granules in chondrocytes. Calcif. Tiss. Res. **3**, 184 (1969)

Martin, M., Staubesand, J.: Intravasale Thrombusbildung durch elektrischen Strom und Thrombolyse. Thrombos. Diathes. haemorrh. (Stuttg.) **18**, 570 (1967)

Mastrorilli, A.: L'azione della dimetazine nel consolidamento delle fratture. Minerva ortop. **17**, 178 (1966)

Matthews, J. L., Martin, J. H., Lynn, J. A., Collins, E. J.: Calcium incorporation in the developing cartilaginous epiphysis. Calcif. Tiss. Res, **1**, 330 (1968)

Matukas, V. J., Krikos, G. A.: Evidence for changes in protein polysaccharid associated with the onset of calcification in cartilage. J. Cell. Biol. **39**, 43 (1968)

Mauritio, A.: Effect of systemic and local treatment with cortical and androgenic steroids on experimental osseous callus. Arch. Ortop. (Milano) **78**, 285 (1965)

Maximow, A. A., Bloom, W.: A textbook of histology. Philadelphia: W. B. Saunders 1952

Mayyasi, A. M.: Effects of direct electric fields, noise, sex and age on maze learning in rats. Int. J. Biometeor. **13**, 101 (1969)

Mazhuga, P. M., Batyuk, I. F.: Osteogenesis and possibilities of its stimulation. Acta morph. Acad. Sci. hung. **15**, 317 (1967)

McElhaney, J. H.: The charge distribution on the human femur due to load. J. Bone Jt Surg. **49-A**, 1561 (1967)

McElhaney, J. H., Stalnaker, R., Bullard, R.: Electric fields and bone loss of disuse. J. Biomech. **1**, 47 (1968)

McLean, F. C., Urist, M. R.: Bone. An introduction to the physiology of skeletal tissue. Chicago: Univ. Chicago Press 1955

Menkin, V.: Science **123**, 527 (1956) zit. bei Knöfler

Miller, E. J., Martin, G. R.: The collagen of bone. Clin. Orthop. **59**, 195 (1968)

Mills, B. G., Bavetta, L. A.: Bone collagen dynamics. Clin. Orthop. **57**, 267 (1968)

Millst, J., Davis, H., Broadhurst, B. W.: The use of the whole bone extract in the treatment of fractures. Manitoba med. Rev. **45**, 92 (1965)

Minkin, C., Poulton, B. R., Hoover, W. H.: The effect of the direct current on bone. Clin. Orthop. **57**, 303 (1968)

Moss, M., Kruger, G. O., Reynolds, D. C.: The effect of chondroitinsulfate on bone healing. Oral Surg. **20**, 795 (1965)

Mueller, M. E.: Primary healing of fractures. Rev. Chir. Orthop. **50**, 697 (1964)

Münzenberg, K. J., Venbrocks, H. P.: Druckverlauf in der Kallusphase nach Osteosynthese. Arch. orthop. Unfall-Chir. **70**, 115 (1971)

Myers, W.: Radiostrontium 87m. J. nucl. Med. **1**, 125 (1960)

Nakagawa, M., Tateiwa, K.: The influence of pH on the growth rate of bone. J. Bone Jt Surg. **37-A**, 1295 (1955)

Nesterov, V. G., Kuznetsov, E. V.: An autocorrelation analysis of the daily changes in the bioelectric potential of tomatoes and of some climatic factors. Doklady Mosk. Selskokhoz. Akad. im. K.A. Timiryazeva **138**, 55 (1968)

Neuman, W. F., Neuman, M. W.: The chemical dynamics of the bone mineral. Chicago: Univ. Chicago Press 1958

Niinikoski, J., Penttinen, R., Kulonen, E.: Effect of hyperbaric oxygenation on fracture healing in the rat. Calcif. Tiss. Res. **4** (Suppl.), 115 (1970)

Nilsson, B. E.: Uptake of Ca_{47} and Sr_{85} in the tibia and the femur in rats. Calcif. Tiss. Res. **3**, 96 (1969)

Nöh, H.: Tierexperimentelle Studie zur Knochenneubildung durch elektrische Reizung. 57. Tgg. Dtsch. Ges. Orthop. Traum., Kiel 1970

Noguchi, K.: Study on dynamic callus and electric callus. J. Jap. Orthop. Surg. Soc. **31**, 641 (1957)

Nosny, P., Caron, J.-J., Nosny, Y., Gindrey, J.: Experimental study of the action n-acetyl-amino-6-exanoic acid on fracture healing. J. Chir. **94**, 381 (1967)

O'Connor, B. T., Currey, J. D., Charlton, H. M., Kirby, D. R. S., Woods, C.: Effects of electrical currents on bone in vivo. Nature **222**, 162 (1969)

Olerud, S., Danckwardt-Lillieström, G.: Fracture healing in compression osteosynthesis in the dog. J. Bone Jt Surg. **50-B**, 844 (1968)

Ollier, L.: De l'accroissement en longeur des os de membres et de la part proportionelle qu'y prennent leurs deus extretités. C.R. Acad. Sci. Paris **52**, 130 (1861)

Ollier, L.: Traité experimental et clinique de la regeneration des os et de la production arteficielle du tissu osseux. Tome I. Paris: Masson 1867

Paff: Zit. bei Bassett: The biological significance of piezoelectricity (1948)

Pak, Ch. Y. C., Diller, E. C.: Jonic interaction with bone mineral. Calcif. Tiss. Res. **4**, 69 (1969)

Panichkin, L. A., Ruzavin, Y. N.: The dependence of the bioelectric potentials of wheat and bean roots on the ratic of potassium and calcium in the nutrient solution. Dokl. Mosk. Selskokhoz. Akad. im. K.A. Timiryazeva **138**, 63 (1968)

Partridge, S. M., Davis, H. F.: The presence in cartilage of a complex chondroitinsulfate combined with a noncolleagenous protein. In: Ciba-Found. symp. on chem. and biol. of mucopolysaccharids **1**, 108 (1958)

Pascheta, V.: L'importance de la galvanisation du membre paralysé. J. Rádiol. Electrol. **30**, 694 (1949)

Pascheta, V.: Zit. bei Taillard, W., Morscher, E.: Beinlängenunterschiede. Basel: Karger 1965

Pawluck, R. J., Bassett, C. A. L.: Electromechanical factors in healing cortical bone defects. Calcif. Tiss. Res. **4** (Suppl.), 120 (1970)

Pease, C. N.: Local stimulation of growth of long bones. J. Bone Jt Surg. **34-A**, 1 (1952)

Pipino, F., Simone, C.: Influenza del potassio sull' evoluzione delle fratture sperimentali. Minerva Ortop. **15**, 178 (1964)

Pizzetti, M., Siliquini, P. L., Pavetto, G. C., Dei Poli, N.: Ricerche sperimentali sulle osteosintesi. III. Osteosintesi a contatto, Quadri arteriografici. Minerva Ortop. **17**, 134 (1966)

Polyanskaya, G. G., Tsapagina, R. I.: A comperison of the circadian rhythm of mitotic activity and the reaction of mitosis to an electric current in mice. Vestn. Leningrad Univ. Ser. Biol. **23**, 121 (1968)

Popescu, M., Sgarbura, I., Denischi, A.: Recherches expérimentales sur la piézo-électricité de l'os. 12. Congress Sicot Tel Aviv, p. 236 (1972)

Prasad, G., Sankaran, P. S., Deshpande, P. J.: Studies on fracture healing by using radioactive P_{32} and Ca_{45} under the influence of uraria picta. Indian J. med. Res. **53**, 645 (1965)

Prichard, J. J.: The Osteoblast. In: The Biochemistry and Physiology of Bone, ed. by G. H. Bourne. New York: Academic Press 1956

Ramachandran, G. N.: Molecular structure of collagen. Intern. Rev. of Connect. Tiss. Res. **1**, 127 (1963)

Ramachandran, G. N., Karthan, G.: Structure of collagen. Nature **176**, 595 (1955)

Rang, M.: The growth plate and its disorders. Edinburgh-London: Livingstone 1969

Rehn, E.: Über Muskelzustände bei Knochenbrüchen und ihre Bedeutung für die Frakturbehandlung. Langenbecks Arch. klin. Chir. **133**, 410 (1924)

Remagen, W., Höhling, H. J., Hall, T. A., Caesar, R.: Electron microscopical and microprobe observations on the cell sheat of stimulated osteocytes. Calcif. Tiss. Res. **4**, 60 (1969)

Rentsch, W.: The application of stimulation currents with magnetoinductive energa transmission. Paper pres. at the 6th Intern. Conf. on med. Electronics, Tokyo, p. 109 (1965)

Richards, V., Stofer, R.: The stimulation of bone growth by internal heating. Surgery **46**, 84 (1959)

Richez, J., Chamay, A., Biéler, L.: Bone changes due to pulses of direct electric microcurrent. Virchows Arch. path. Anat. **357**, 11 (1972)

Rigal, W. M.: The use of tritiated thymidine in studies of chondrogenesis. In: Radio-isotopes and bone. Symp. of med. sciences. Oxford: Blackwell 1962

Robinson, R.: Knochenphosphatase. Ergebn. Enzymforsch. **1**, 280 (1932)

Robinson, R. A., Cameron, D. A.: Electron microscopy of cartilage and bone matrix at the distal epiphyseal line of the femur in the newborne infant. J. biophys. biochem. Cytol. **2** (Suppl.), 253 (1956)

Röhlig, H.: Lokale Anregung des Extremitätenwachstums im Tierexperiment. Ergebn. Chir. Orthop. **52**, 81 (1970)

Rogers, H. J., Weidman, S. M., Parkinson, A.: Studies on the skeletal tissues. J. Biochem. **50**, 537 (1952)

Rose, S. M.: Differentiation during regeneration caused by migration of repressors in bioelectric fields. Amer. Zoologist **10**, 91 (1970)

Rowland, R. E.: Exchangeable bone calcium. Clin. Orthop. **49**, 233 (1966)

Rubin, B., Saffir, A.: Calcification and the groundsubstance: Precipitation of calcium phosphate crystals from a nutrient gel. Nature **225**, 78 (1970)

Salomon: Zit. bei Bassett: Current concepts of bone formation

Samachson, J.: Mechanism of exchange of inorganic phosphate with bone mineral and its relation to the mechanism of calcification. Nature **218**, 1262 (1968)

Samachson, J.: Basic requirements for calcification. Nature **221**, 1247 (1969)

Sawyer, P. N.: Significance of electro-chemical phenomena in intravascular thrombosis. Nature **206**, 1162 (1965)

Sawyer, P. N., Suckling, E. E., Weselowski, S. A.: Effect of small electric currents on intravascular thrombosis in the visualized rat mesentery. Amer. J. Physiol. **198**, 1006 (1960)

Sedar, J. D.: The influence of direct current fields upon the development pattern of the chick embroy. J. exp. Zool. **133**, 47 (1956)

Shamos, M. H.: The origin of bioelectric effects in mineralized tissues. J. dent. Res. **44**, 1114 (1965)

Shamos, M. H., Lavine, L. S.: Physical basis for bioelectric effects in mineralized tissues. Clin. Orthop. **35**, 177 (1964)

Shamos, M. H., Lawine, L. S.: Letter to the Editor. Clin. Orthop. **43**, 254 (1965)

Shamos, M. H., Lavine, L. S., Shamos, M. I.: Piezoelectric effect in bone. Nature **197**, 81 (1963)

Shapiro, I. M., Greenspan, J. S.: Are mitochondria directly involved in biological mineralisation. Calcif. Tiss. Res. **3**, 100 (1969)

Shatilov, F. V., Trifonova, M. F.: The effect of a direct electric current on the metabolism of sprouting barley seeds. Elektron Obrab Mater **1**, 67 (1968)

Shaw, J. L., Bassett, C. A. L.: The effects of varying oxygen concentrations on osteogenesis on embryonic cartilage in vitro. J. Bone Jt Surg. **49-A**, 73 (1967)

Shryver, Gwatkin: Zit. bei Bassett: The biological significance of piezoelectricity (1964)

Shtacher, G., Firschein, H. E.: Collagen and mineral kinetics in bone after fracture. Amer. J. Physiol. **213**, 863 (1967)

Singh, R. H., Udupa, K. N.: Some investigations on the effect of insulin in healing of fractures. Indian J. med. Res. **54**, 1071 (1966)

Sobel, A. E.: Local factors in the mechanism of calcification. Ann. New York Akad. Sci. **60**, 713 (1955)

Sobel, A. E., Burger, M.: Calcification. Proc. Soc. exp. Biol. **87**, 7 (1954)

Solheim, K.: Glycosaminoglycans, hydroxyproline, calcium and phosphorus in healing fractures. Acta Univ. Lund. Sect. 2, **28**, 22 (1965)

Spek, J.: Protoplasma **9**, 370 (1930). Zit. b. Bentrup

Schenk, R., Willenegger, H.: On the morphological findings in primary fracture healing. Symp. Biol. hung. **7**, 75 (1967)

Schönberg, M. D., Moore, R. D.: Studies on connective tissue. A.M.A. Arch. Pathol. **65**, 115 (1958)

Schubert, M., Hamerman, D.: Metachromasia: Chemical theory and histochemical use. J. Histochem. Cytochem. **4**, 159 (1956)

Schubert, M., Pras, M.: Ground substance proteinpolysaccharides and the precipitation of calcium phosphate. Clin. Orthop. **60**, 235 (1968)

Schütte, E.: Mineralisation des Knochens als Stoffwechselprozeß. Verh. dtsch. path. Ges. **47**, 31 (1963)

Schuhmacher, G. H., Wischhusen, H. G.: Bone regeneration under the influence of egg-shell, gypsum and metacrylates. Symp. Biol. hung. **2**, 241 (1967)

Smith, S. D.: Effects of electrical fields upon regeneration in the metazoa. Amer. Zoologist. **10**, 133 (1970)

Stark, G.: Untersuchungen an synthetischem Hydroxylapatit im Hinblick auf den Knochenstoffwechsel von Ca, Sr, Ba, Ra. Die Diskriminierung gegen Calcium. Biophysik **5**, 42 (1968)

Steinberg, M. E., Bosch, M. D., Schwan, A., Glazer, R.: Electrical potentials in stressed bone. Clin Orthop. **61**, 294 (1968)

Steinberg, M. E., Busenkell, G. L., Wert, R. E., Black, J., Korostoff, E.: Piezoelectric properties of whole and sectioned bone. 12. Congress Sicot Tel Aviv, p. 237 (1972)

Tarakanova, G. A.: The action and after effect of a constant magnetic field on the respiratory gas exchange of the roots of Vicia faba L. Elektron Obrab Mater **2**, 87 (1968)

Tarsoly, Tomory: Zit. bei Schuhmacher und Wischhusen.

Taves, D. R.: Mechanism of calcification, Clin. Orthop. **42**, 207 (1965)

Taves, D. R., Reedy, R. C.: A structural basis for the transphosphorylation of nucleotides with hydroxyapatite. Calcif. Tiss. Res. **3**, 284 (1969)

Termine, J. D., Posner, A. S.: Amorphous crystalline interrelationship in bone mineral. Calcif. Tiss. Res. **1**, 8 (1967)

Trojan, E.: Die Beeinflussung des Mineralisierungsprozesses der Frakturheilung im Tierversuch mittels zweifacher Frakturen gemessen mit den Isotopen P_{32} und Sr_{85}. Zbl. Chir. **92**, 2329 (1967)

Trueta, J.: Trauma and the living cell. Bull. Amer. Coll. Surg. **46**, 73 (1961)

Trueta, J.: The influence of blood supply in controlling bone growth. Bull. Hosp. Jt Dis. **14**, 1967 (1953)

Trueta, J., Amato, V. P.: The vascular contribution to osteogenesis. J. Bone Jt Surg. **42-B**, 571 (1960)

Trueta, J., Little, K.: The vascular contribution to osteogenesis. J. Bone Jt Surg. **42-B**, 367 (1960)

Udupa, K. N., Gupta, L. P.: The effect of growth hormone and thyroxine in healing of fracture. Indian J. med. Res. **53**, 623 (1965)

Udupa, K. N., Gupta, L. P.: Role of vitamine A in the repair of fracture. Indian J. med. Res. **54**, 1122 (1966)

Udupa, K. N., Singh, R. H.: Isotopic studies on the effect of certain anabolic and antianabolic hormones and the turnover of minerals and mucopolysaccharides in healing fractures. Indian J. med. Res. **54**, 932 (1966)

Uehlinger, E.: Die Kinetik des Calciumstoffwechsels. Verh. Dtsch. Ges. Path. **47**, 69 (1963)

Urist, M. R.: Recent advances in physiology of calcification. J. Bone Jt Surg. **46-A**, 889 (1964)

Vega, R. E., Singh, L. M., Danese, C., Howard, J. M.: Survival of a renal homograft by means of a negative electric field. J.A.M.A. **191**, 117 (1965)

Veis, A., Spector, A. R., Carmichael, D. J.: The organization and polymerization of bone and dentin collagens. Clin. Orthop. **66**, 188 (1969)

Wassermann, F., Yaeger, J. A.: Fine structure of the osteocyte capsule and of the wall of the lacunae in bone. Z. Zellforsch. **67**, 636 (1965)

Wassermann, F., Yaeger, J. A.: The matrices of mineralizable tissues. Int. dent. J. **19**, 308 (1969)

Weber, G., Kaessmann, H.-J., Hiof, G.: Die Heilung der doppelten Osteotomie im Schaftbereich langer Röhrenknochen nach Plattenstabilisierung. Bruns' Beitr. klin. Chir. **217**, 649 (1969) .

Weigert, M.: Die Förderung der Osteogenese durch induktiven Wechselstrom. Z. Orthop. **107**, 362 (1970)

Weigert, M.: Die Stimulierung der Osteogenese durch elektrischen Strom. Habilitationsschrift, Freie Universität Berlin 1971

Weigert, M., Müller, J.: Die Beeinflussung der Knochenbruchheilung durch Gleich- und Wechselstrom. Sonderdruck aus Verhandlungen der DGOT, Kiel 1970

Weigert, M., Werhahn, C., Mülling, M.: Beschleunigung der knöchernen Heilung von Osteotomien an Schafen durch elektrischen Strom. Z. Orthop. **110**, 959 (1972)

Weigert, M., Venohr, P., Werhahn, C.: Versuche zur Beschleunigung der Pseudarthrosenheilung an Kaninchentibien im Rechts-Links-Versuch durch elektrischen Strom. Langenbecks Arch. Klin. Chir. **329**, 1016 (1971)

Weigert, M., Venohr, P., Werhahn, C.: Szintigraphie beim Elektrokallus (In Vorbereitung)

Weigert, M., Werhahn, C., Mellerowicz, H., Bandow, R.: Stimulation of longitudinal growth and fracture healing by electrical implants. 12. Congress Sicot Tel Aviv, p. 471 (1972)

Weigert, M.., Werhahn, C., Mellerowicz, H.: Acceleration of fracture healing by electric current. 9th European Symposium on Calcified Tissues, Baden 1972

Weigert, M., Werhahn, C., Bandow, R., Mellerowicz, H.: Knochenpotentiale bei der elektrischen Stimulation. Z. Orthop. **111**, 778 (1973)

Weinmann, J. P., Sicher, H.: Bone and Bones. 2nd Ed. St. Louis: Mosby 1955

Went, F. W.: Jb. wiss. Bot. **76**, 528 (1932), zit. bei Bentrup

Wilhelm, C.: Elektronenoptische Untersuchungen zur Verknöcherung. Z. Kinderheilk. **76**, 73 (1955)

Wilhelm, C.: Zum Problem der Verkalkung des Skelettsystems. Biophysik **3**, 165 (1966)

Willenegger, H., Schenk, R., Straumann, F.: Methodik und vorläufige Ergebnisse experimenteller Untersuchungen über die Heilvorgänge bei stabiler Osteosynthese an Schaftfrakturen. Langenbecks Arch. Klin. Chir. **301**, 180 (1962)

Wilson, C. L.: Experimental attempts to stimulate bone growth. J. Bone Jt Surg. **52-A**, 1033 (1970)

Wilson, C. L., Percy, E. C.: Experimental studies on epiphyseal stimulation. J. Bone Jt Surg. **38-A**, 1096 (1956)

Wilton, A.: Tissue reactions in bone dentine. London: Kimpton 1937

Winter, G. D.: Can Healing be accelerated? J. Bone Jt Surg. **51-B**, 576 (1969)

Wise, C. S., Castleman, B., Watkins, A. L.: Effect of diathermy on bone growth in the albino rat. J. Bone Jt Surg. **31-A**, 487 (1949)

Wittebol, P.: Stimulation of non-epiphyseal bone growth. Calcif. Tiss. Res. **4** (Suppl.), 122 (1970)

Woytalik, A.: The delayed consolidation of compound fractures in rabbits caused by topical application of some antibiotics. Pozn. Towarzy. Przyjac. Nauk. Wydz. zek. Prace Kom. Med. doświad. **27**, 321 (1964)

Wolff, J.: Das Gesetz der Transformation der Knochen. Berlin: Hirschwald 1896

Wuthier, R. E.: Zonal analysis of the calcification front. Calcif. Tiss. Res. **4**, 20 (1969)

Yamagishi, M., Yoshimura, Y.: The biomechanics of fracture healing. J. Bone Jt Surg. **37-A**, 1035 (1955)

Yasuda, I.: On the piezoelectric activity of bone. J. Jap. Orthop. Soc. **28**, 267 (1954)

Yasuda, I.: Study on bone biodynamics. Summary. J. Bone Jt Surg. **40-A**, 227 (1958)

Yasuda, I., Noguchi, K., Sata, T.: Dynamic callus and electric callus. J. Bone Jt Surg. **37-A**, 1292 (1955)

Young, R. W.: Cell proliferation and specialisation during endochondral osteogenesis in young rats. J. Cell Biol. **14**, 357 (1962)

Young, R. W.: Nuclei cacids, protein synthesis and bone. Clin. Orthop. **26**, 147 (1963)

Zhurbitskii, Z. I., Shidlovskaya, I. L.: The action of an electric field and ionized air on the absorption of mineral ions by wheat spouts. Elektron Obrab Mater **6**, 70 (1967)